知的生きかた文庫

60歳からの「筋活」

久野譜也

三笠書房

はじめに

筋トレをすれば、いいことがいっぱいある。
筋肉を鍛えれば、未来が明るくなる。
だから、さあ、「筋活《きんかつ》」を始めよう！

それが、本書の内容です。

「筋活」とは、きちんとしたエビデンス（科学的な根拠）のもと、筋トレ＋有酸素運動に加え、ストレッチや食事など生活習慣の工夫も含めて筋肉を「維持」、あるいは「強化」する活動のことです。

「人生100年時代」という言葉をよく耳にするようになりました。

いまや私たち誰もが、100歳まで生きられる可能性があります。

ところが、私が講演などでみなさまにそう投げかけると、「そんなに長く生きたくない」「寝たきりになって家族に迷惑をかけたくない」といった悲観的な意見が返ってきます。

そんな声に接するたび、私は残念でならないのです。

世界的に見ると、100歳まで生きられる国民は、私たち日本人以外にそう多くはありません。せっかく長生きができる。仕事から解放されるだけではなく、子育てからも解放され、ようやく自分だけのために時間を使えるようになる。

「いつか時間ができたら行きたい」と思っていた海外旅行にも行ける。あるいは「いつか時間ができたらやりたい」と思っていた趣味を楽しむこともできる。

そう、人生を思いきり楽しむことができるのです。

そう考えると、長生きすることはけっして悪いことではないはずです。

でも人生100年時代を楽しむためには必要なものがあります。

それは、**元気で一生歩ける体**、**一生動ける体**です。

その体をつくるために「筋活」が必要なのです。

私たちは加齢により体力が衰え、高血圧や糖尿病といった生活習慣病を発症しやすくなります。

かつては「年だからしかたがない」と考えられていましたが、最新の科学によって、筋肉を鍛えることで「老化」のスピードをゆるめることができると明らかになっています。

加齢による筋肉減少を「サルコペニア」といいます。人は40代から筋肉量が減少し始め、60歳以降、体力への影響が強くなります。そのまま何もしないで過ごしていると、70代以降に病気や寝たきりになるリスクが著しく高まります。

「元気で長生きコース」か、「寝たきりまっしぐらコース」か——その分岐点が、60歳なのです。

60歳からの「筋活」では、とくに下半身の筋肉量、筋力をアップするのが中心となります。本書では、最新のエビデンスとともに、その具体的なトレーニング法を紹介しています。

また、最新の研究で次々と筋肉の働きが明らかになってきました。筋肉はいくつになっても鍛えれば若返る「アンチエイジングの器官」であるだけではなく、さまざまなホルモンを分泌しています。

筋肉を鍛えることは、生活習慣病の発症を抑えたり、認知症やうつを予防したりする効果があることもわかってきました。

しかし、私の研究室での調査によると、日本人の7割が健康に無関心な層だということがわかっています。

書店には健康本があふれ、テレビでも盛んに健康情報を取り上げているのに、意外にも「日本人は健康リテラシーが低い」と感じています。「知識」だけではなく「実践」がともなってこそ、本物のリテラシーとなるのです。

さあ、「筋活」を始めましょう。人生後半をハッピーなものにするか、不幸なものにしてしまうかは、いまのあなたの選択にかかっています。

久野譜也

目次

第2章

健康寿命を延ばす「筋活」のすすめ

第3章

「筋活」が日本の未来を明るくする!

第4章

〈実践〉一生動ける体をつくる筋トレ法

第5章

ボケない、寝たきりにならない生活術

編集協力／未来工房
本文イラスト／池畠裕美
本文ＤＴＰ／ザ・ライトスタッフオフィス

第1章

60歳からは「筋肉」がものをいう

40歳以降、毎年1%ずつ筋肉は減っていく

「最近、疲れやすくなった」

「体力が落ちた」

そう感じたことはありませんか？　体力低下や疲れやすさは、筋肉が減ってきている体が発するサインです。

私の研究室の研究では、人間の体は30代前半をピークに、40歳以降、毎年1％ずつ筋肉が減少しています。年に1％というとわずかな数字と思いがちですが、10年単位で考えると10％になります。

実際、筋肉は、40代で10～20％、50代で30％、60代で40％、70代で50％……と、減少していることになります。

じつに、70代になると20代の半分の量しか筋肉がないということになります。筋肉が半減してしまうのです。

問題は筋肉の減少をきっかけに、体にさまざまなトラブルが起こってくることです。いわゆる「老化現象」とも呼ばれていますが、その一つが基礎代謝の低下です。

基礎代謝が低下することで、太りやすい体質に変わります。働き盛りの年代なら、接待などで会食の機会も多く、暴飲暴食が続き、そこに運動不足が加わるとまちがいなく肥満になります。

みなさんは、肥満というとメタボを思い浮かべるのではないでしょうか。

メタボの診断基準は「おへそ回りのお腹のサイズ（男性85㎝以上、女性90㎝以上）」と、「高血圧」「高血糖」「糖質異常」の三つのうち二つに該当している場合です。毎年、健康診断や人間ドックなどを受けている人なら、自分がメタボかどうかわかると思います。

じつは、私もメタボになりかけた経験があります。

私は週に何度か夜の会食があり、お酒も飲みます。さらに、甘い物も好きでよく食べます。そのため、摂取カロリーがどうしてもオーバーしがち。とくに50代になって日本酒を飲むようになってからは、体重が76kgにまで増えてしまいました。

だからといって、会食を減らすことは難しいですし、お酒も甘い物もやめたくはない。そこで、運動と、食事のバランスを考え、食べ方を工夫することによって、半年間で13kgの減量に成功し、現在でもリバウンドすることなく、私のベスト体重である60kg台前半をキープしています。

筋肉の代謝をよくするために筋トレで「ピンク筋」を増やし、同時に脂肪を効率よく減らすために有酸素運動を行ない、食事を工夫しました。つまり、「筋活」の結果、筋肉が若返り、太りくい体質になったのです。

スーパー筋肉「ピンク筋」とは？

ここで「ピンク筋」についてお話ししましょう。

みなさんは、私たちの体にある筋肉の数をご存じでしょうか。全部で４００あるといわれています。

その筋肉を構成している「筋線維」は2種類あり、それぞれ「速筋」「遅筋」と呼ばれています。

速筋は白っぽい色をしているので「白筋」とも呼ばれることもあり、主に糖分をエネルギー源として力を発揮する筋肉のこと。アスリートのなかでも、瞬発力に優れた100m走といった短距離の選手にその割合が多いのが特徴です。近海の海底で普段はじっと身をひそめ、獲物を追いかけるときや、敵が来たときには素早く動くヒラメなどの白身魚に、この速筋は多いといわれています。

ただし、収縮スピードが速い半面、収縮を保ちにくく疲れやすいというのが特徴で、30〜40歳で速筋の選択的萎縮が強まり、衰えるのが早い筋肉です。

一方、遅筋は赤っぽい色のため「赤筋」とも呼ばれることがあり、酸素を蓄えるミオグロビンというたんぱく質を多く含み、酸素の含有量が多いために、大量のエネルギーをつくり出すことができるという特徴を持ちます。

遅筋の大きな特徴は、速筋に比べて年を取っても衰えにくい筋肉であることです。収縮スピードが遅く、瞬時に大きな力を発揮することはできませんが、持久力に優れているため、繰り返し収縮しても疲れにくく、長時間にわたって同じ程度の力を発揮し続けることができます。マラソンなどの長距離の選手に多い筋肉です。この遅筋を多く持つ魚の代表がマグロやカツオなどの回遊魚。大海原を長い距離、泳ぎ回るために遅筋が発達したのです。

この瞬発力に優れた速筋（白筋）と、持久力に優れた遅筋（赤筋）の、いわば〝いいとこ取り〟をしたのが、中間筋である「ピンク筋」なのです（図1参照）。瞬発力もあり持久力にも優れた筋肉で、しかも、疲れにくくエネルギーの消費も大きいという、まさに「スーパー筋肉」。速筋、遅筋、ピンク筋の3種類の筋線維の割合は、人によってさまざま。生まれつきその割合が決まっているのですが、トレーニングをすることで速筋の一部をピンク筋に変えることが可能です。ピンク筋を増やすのに最適な筋トレが、私が実践している「相撲スクワット」と「まき割スクワット」で、とくに下半身の筋肉が衰えやすい中高年の方におすすめです。

図1　筋線維の種類

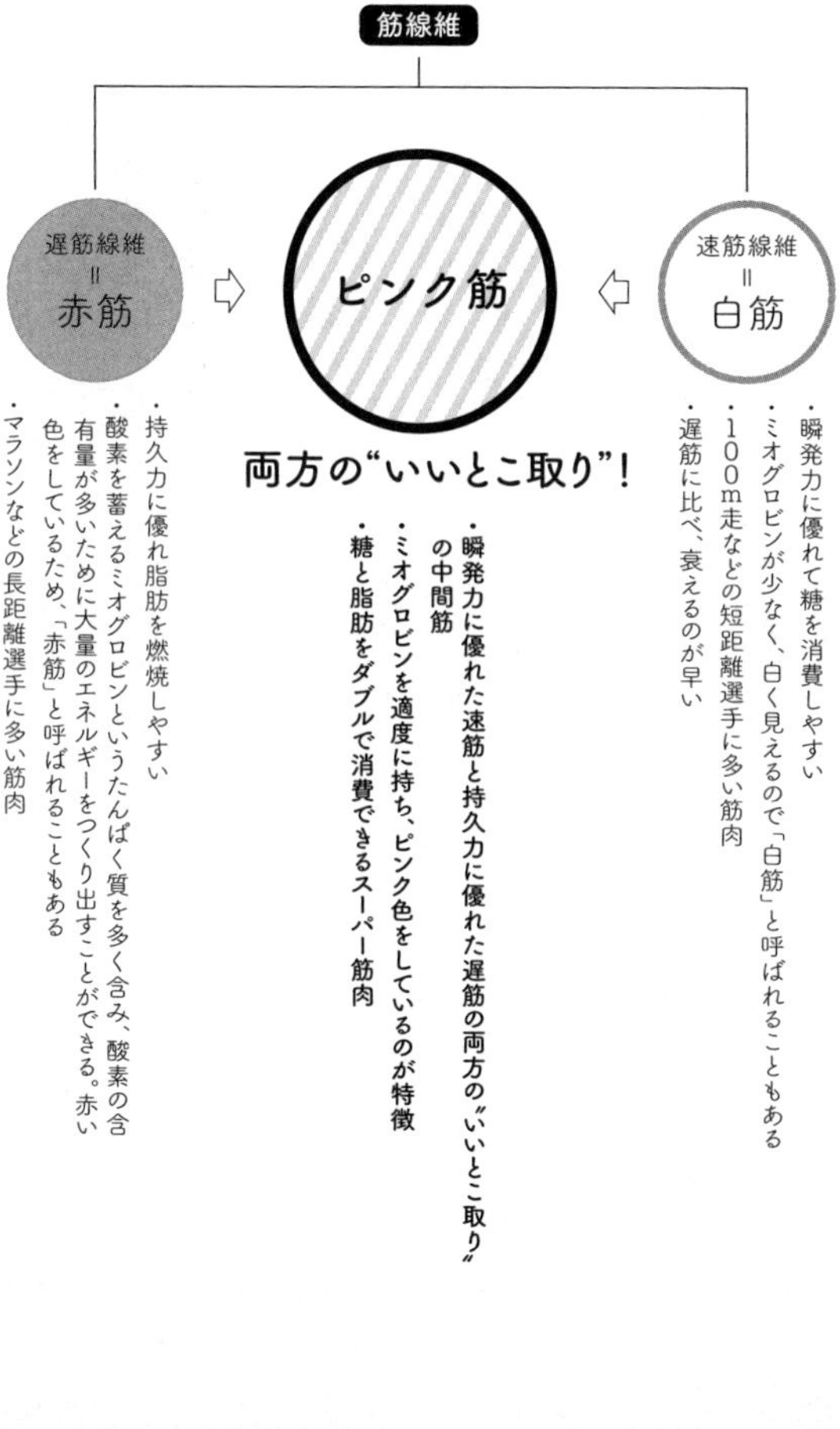
筋線維
遅筋線維
＝
赤筋
ピンク筋
速筋線維
＝
白筋
両方の“いいとこ取り”!
・瞬発力に優れて糖を消費しやすい
・ミオグロビンが少なく、白く見えるので「白筋」と呼ばれることもある
・100m走などの短距離選手に多い筋肉
・遅筋に比べ、衰えるのが早い
・瞬発力に優れた速筋と持久力に優れた遅筋の両方の“いいとこ取り”の中間筋
・ミオグロビンを適度に持ち、ピンク色をしているのが特徴
・糖と脂肪をダブルで消費できるスーパー筋肉
・持久力に優れ脂肪を燃焼しやすい
・酸素を蓄えるミオグロビンというたんぱく質を多く含み、酸素の含有量が多いために大量のエネルギーをつくり出すことができる。赤い色をしているため、「赤筋」と呼ばれることもある
・マラソンなどの長距離選手に多い筋肉

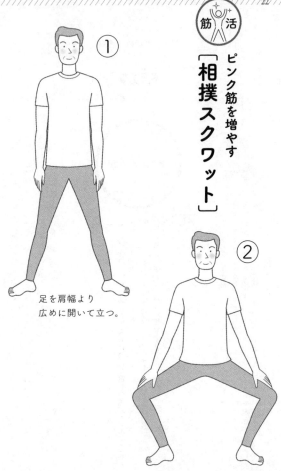

筋活

ピンク筋を増やす
「相撲スクワット」

①

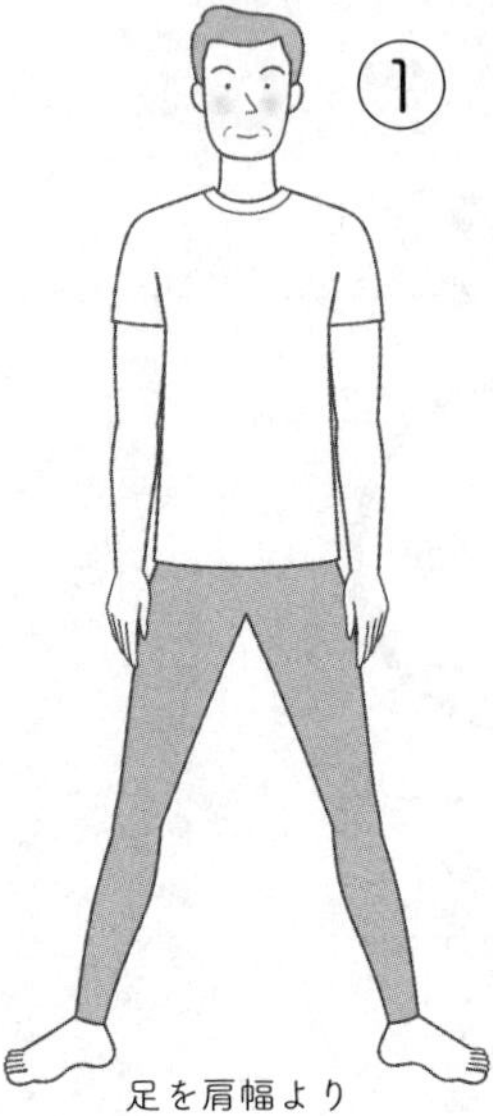

足を肩幅より
広めに開いて立つ。

②

4秒ほど時間をかけて、
ゆっくり腰を沈めていく。

③

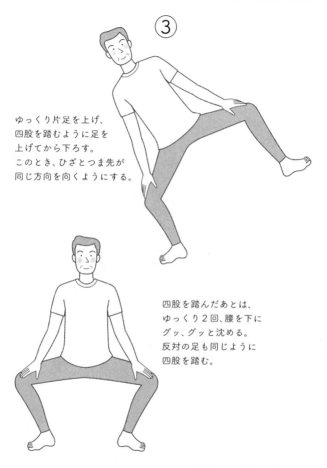

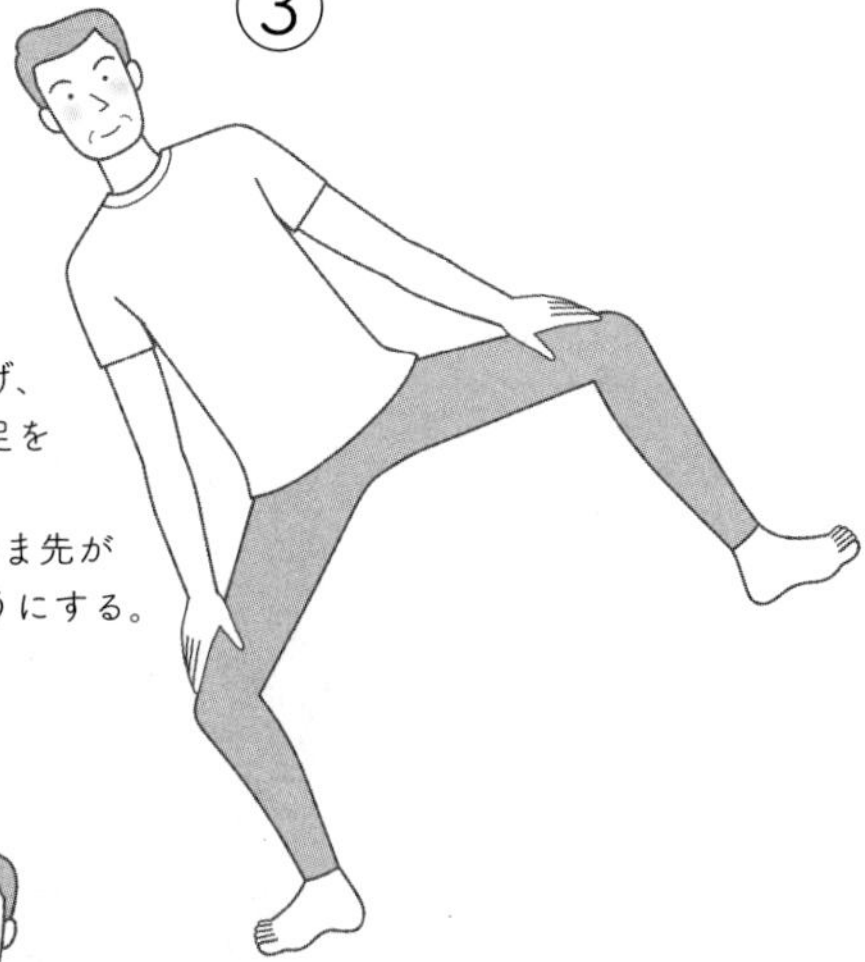

ゆっくり片足を上げ、
四股を踏むように足を
上げてから下ろす。
このとき、ひざとつま先が
同じ方向を向くようにする。

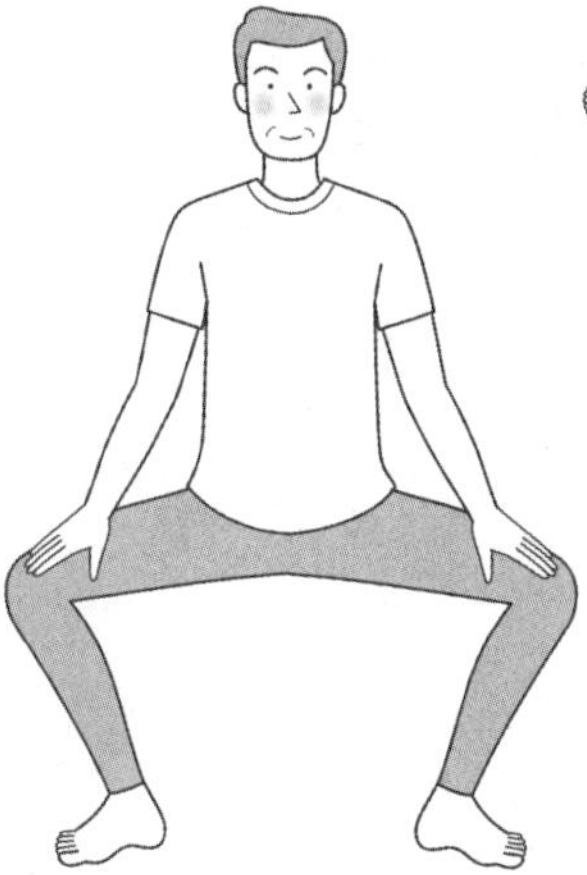

四股を踏んだあとは、
ゆっくり２回、腰を下に
グッ、グッと沈める。
反対の足も同じように
四股を踏む。

※10回を１セットとして、１日３セットが目安。
朝昼晩と３回に分けて行なう。

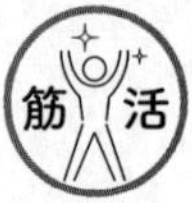

ピンク筋を増やす
「まき割スクワット」

①

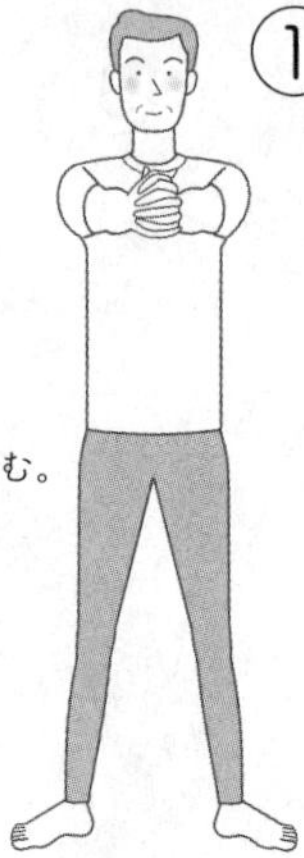

肩幅に足を開き、
体の前方で手を組む。

②

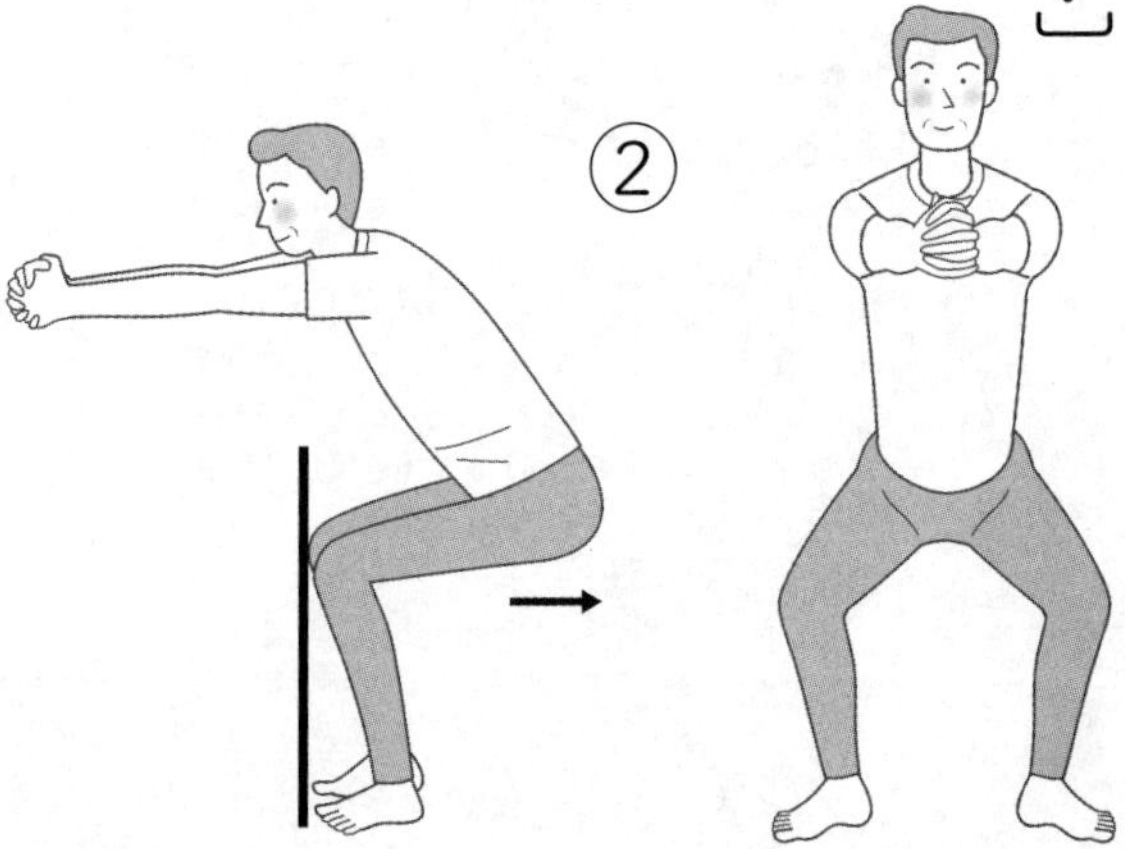

お尻を後ろに突き出すイメージ。
ひざがつま先より前に出ないよう
に注意。

4秒かけて腰をゆっくり
グーッと沈める。

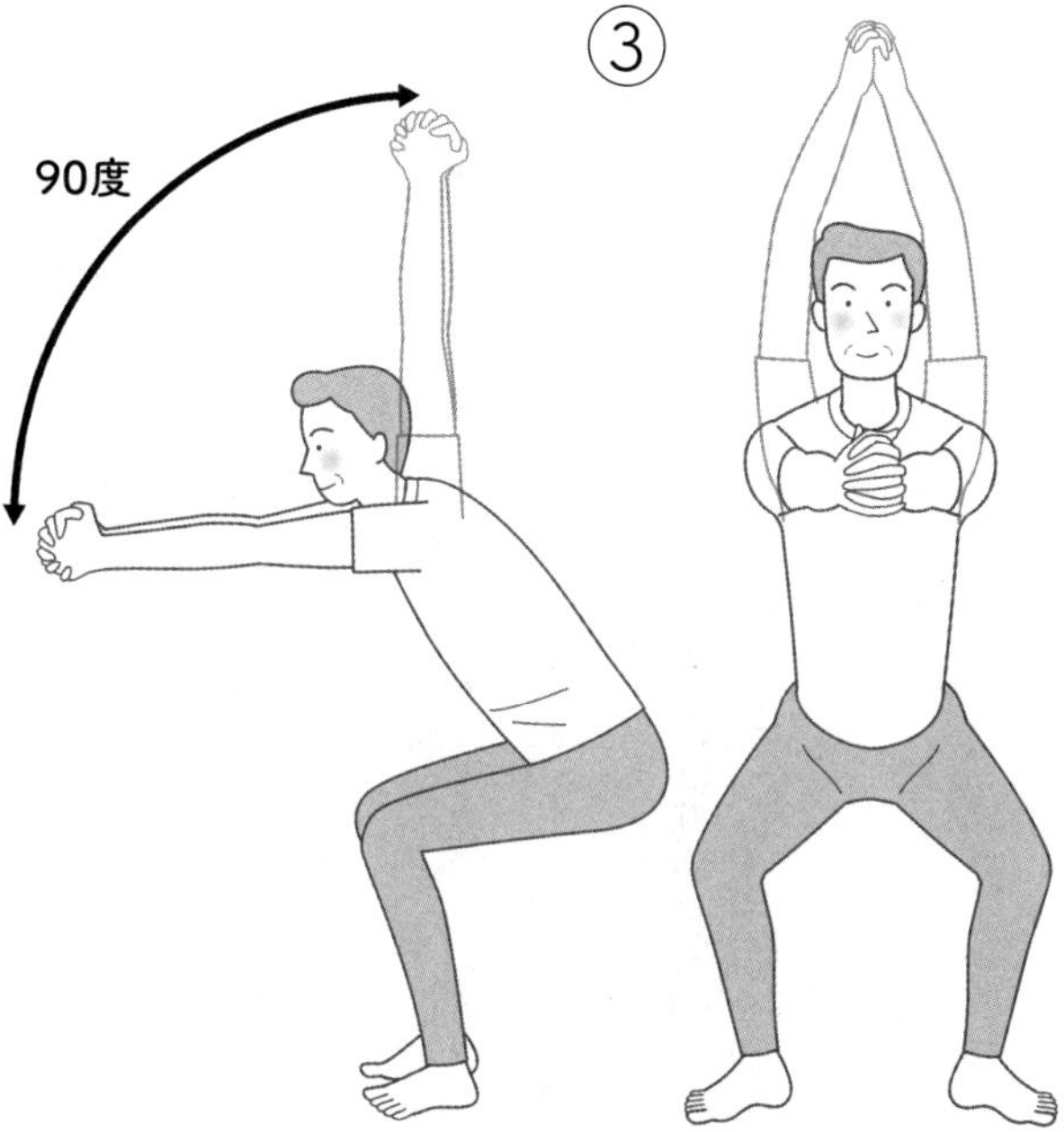

このとき腕は90度しっかり上げる。　腕をゆっくり5回上下に振り、
3秒かけて1の姿勢に戻る。

※10回を1セットとして、3セットが目安。
朝昼晩の3回に分けて行なう。

これらのスクワットを続けると、速筋がピンク筋に変化していきます。これは、速筋の細胞のなかに、「ミトコンドリア」という器官が増えたことの証です。

ミトコンドリアは脂肪を燃やして、エネルギーを生む能力があります。ですから、ピンク筋は糖分だけではなく、脂肪も効率よく消費できる筋肉へと変化したことを意味しています。

ピンク筋が増えることとは、エネルギー代謝がアップするということ。何もしなければ、私たちの体は筋肉減少によって基礎代謝が低下しますが、それをカバーしてくれるのが、ピンク筋なのです。

のちほどお話ししますが、**60代というのは健康長寿のための大きな壁。疲れやすいとか、体力の衰えを感じている方々にこそ、「ピンク筋」を鍛えてほしいと**思います。

まずは10回を1セットとして、朝昼晩、それぞれ3セットぐらいから始めるといいでしょう。

筋肉は唯一の「アンチエイジング器官」

いまの時代、日本では「筋肉」の重要性が増していると日々、私は実感しています。

それは、なぜか？　寿命が延びているからです。

戦後の1947年、日本人男女の平均寿命は、男性50・06歳、女性53・96歳でした。まさに「人生50年」の時代ですね。

もちろん戦争による影響がありますが、それが今日、日本人の平均寿命は、男女とも80の大台に突入し、男性81・25歳、女性は87・32歳です（厚生労働省「2018年簡易生命表」による）。約70年間で30歳以上寿命が延びたことになります。

前述したように、私たちの体は40歳以降、年に1％ずつ筋肉が減少するといわれています。寿命が延びるということは、それだけ筋肉量の減少が目立ってくるというわけです。

筋肉量の減少によるトラブルを未然に防ぐためにも、「筋力」を維持することはとても重要になってきます。なぜなら、**筋肉は私たちの体のなかで唯一の「アンチエイジングの器官」**だからです。つまり、「筋肉の量」＝「若々しさの象徴」でもあるのです。

いつまでも若々しく、そして活動的に生きたいと望むなら、「筋肉」がその鍵を握っているといえます。

歩くスピードが遅くなったら要注意

「少しの段差でもつまずきやすくなった」

「障害物をまたいで通ろうとしたら、つま先が引っかかって転びそうになった」

こんなふうに**「あれ？　最近、どうも脳と体の感覚にズレがある」と感じたことはありませんか？**

つまずきやすくなったり、転びそうになったり、あるいは歩くのが遅くなったりしたら、それは「筋肉が衰えている」証拠です。

筋肉量の低下は、とくに下半身を中心に進んでいきます。上半身と下半身の筋肉量の減少率を比較すると、下半身のほうが1・5倍大きくなっています。つまり、昔からいわれている「老化は足腰からやってくる」というのは本当だったのです。

60歳にもなって筋肉量が30〜40%も減少すれば、当然、体の動きにもなんらかの影響が出てきます。

つまずいたり転びやすくなったり、疲れやすくなったり、体が思うように動かなくなったりしてくるのです。

すると、今度は運動したり、歩いたりするのがおっくうになってきて、ますます筋肉量が落ちるという「負のスパイラル」に陥ります。

やがて、運動機能や体力の低下が進み、要介護や寝たきりになるリスクも高まってきます。これが「ロコモティブシンドローム（運動器症候群、通称ロコモ）」です。

60代を「何もしないまま」過ごすと……

私が所属する筑波大学、ならびにつくばウエルネスリサーチによる研究データや専門家の調査データなどを見ていくと、健康長寿のためには越えなければならない「壁」が二つ存在していると感じています。

第一の壁が60代、そして第二の壁が70代です。

最初の壁である60代は、体力の衰えをはっきりと自覚する時期です。

この時期を「何もしないまま」で過ごし、70代になるとどうなるかというと、メタボや、高血圧、糖尿病といった「生活習慣病」を発症するリスクが著しく高まります。

とくに70代は、長年の生活習慣の結果として動脈硬化が進み、脳卒中や心筋梗塞などが起こりやすくなる時期。さらに追い打ちをかけるように、筋肉量の低下によって「転倒・骨折」や「フレイル（虚弱）」の問題が立ちはだかってきます。

フレイルとは、「加齢による心身の衰え」のことをいいます。近年、このフレイルが注目されるようになったのには理由があります。

介護が必要となった高齢者の多くが、このフレイルを経験していることがわかってきたのです。

しかも、**このフレイルは早めに対応すれば、症状が改善する**といわれています。つまり、治療や予防が可能というわけです。

フレイルの基準は、次の五つです。

1. 1年間で4・5kgか、5%以上、体重が減った
2. 疲れやすく、週に3、4日は何をするにもおっくうだと感じる
3. 歩くスピードが遅くなったという自覚がある
4. 握力が低下し、よくものを落とすようになった
5. 明らかに活動量が減っている

これら五つの項目のうち、三つ以上当てはまるとフレイルの可能性があります。また、一つか二つでも当てはまると、フレイルの前段階である「プレフレイル」の状態の可能性もあります。

年を取ると、転倒・骨折やフレイルは寝たきりに直結します。これが第二の「70代の壁」なのです。

だから、60歳から〝筋活〟を！

先ほども述べたように、目に見えて体力が衰えてくるのが、「70代」です。これに備え、60代のうちに何か対策をしなければ、人は一気に老け込んでしまいます。

70代になると筋肉量の減少が進み、歩行機能の衰えが顕著になってきます。とくに目立つのが、「すり足」になる歩き方です。足がほとんど上がらず、歩幅も狭くなり、ちょこちょこと足を地面の上で滑らせるように歩く……。こんなすり足の歩き方はつまずきやすく、転倒の原因になりがちです。

転倒時に骨折してしまうと、それを機に思うように歩けなくなったり、寝たきりになったりするケースもあります。とくに大腿骨《だいたいこつ》の付け根の骨折は寝たきりに直結しやすいため、介護の現場でも問題になっているほどです。

加齢による筋肉量の低下を「サルコペニア」といいます。ラテン語で筋肉を意味する〝サルコ〟と、消失を意味する〝ペニア〟を合わせた造語です。この状態を放置したままでいると「70代の壁」となって、大きく立ちはだかってくるのです。

逆にサルコペニアが改善されれば、壁は低くなり、案外楽に乗り越えて、70代、80代、90代、そして100歳へと「元気で長生き」が可能になります。

自分の足でしっかり歩いて、正しい姿勢が保てるように、筋肉量を維持することが肝心です。そのために、60歳からの「筋活」で、とくに下半身の筋肉を強化していくことが重要なのです。

筋肉減少が引き起こす、これだけのリスク

サルコペニアは、いまや40歳以上の約4分の1の人に、80歳を超えると半数の人に見られるといわれています。問題は、これに肥満が加わることです。

筋肉量が減少して一定基準を下回り、かつ、BMI（体格指数）が25以上の肥満になると、「サルコペニア肥満」と呼ばれる状態になります。

メタボの診断基準として、みなさんよくご存じなのが「おへそ回り（腹囲）が男性は85㎝以上、女性は90㎝以上」であることではないでしょうか。これに加え、「高血圧」「高血糖」「脂質異常」の三つのうち二つ以上が当てはまると「メタボ確定」です。

メタボになると、動脈硬化が進み脳梗塞や心筋梗塞などを発症するリスクが高くなります。そこへ筋肉量が減少するサルコペニアが進んでくると、「寝たきり」となるリスクも高まります。

まず筋力低下により体が動かしにくくなり、不活動（不活発な状態）になります。体を動かさないのですから、筋肉は退化しさらなる筋肉量の低下を招く、という悪循環に陥ります。

その状態になると、転びやすくなり、骨折しやすくなります。転倒→骨折によって、要介護や寝たきりコースへ突き進むというわけです。

このように高齢者がサルコペニア肥満になると、転倒・骨折などのリスクと、メタボ・肥満による生活習慣病のリスクの両方を併せ持つことになり、メタボよりもさらに危機的状況に陥ってしまうのです。しかも、私たちの研究で、サルコペニア肥満では、単純な肥満よりも高血圧や糖尿病のリスクが高くなることがわかっています。

また、40代以降の男女6000人を対象に行なった私たちの調査では、サルコペニア肥満は男女ともに60代で増え始めます。70代以降では約3割がサルコペニア肥満という結果でした。やはり、60代の過ごし方が重要になってくるのです。

「サルコペニア肥満」はなぜ怖いのか？

サルコペニア肥満が怖いのは、見た目はそんなに太っていないのに、じつは「筋肉がやせ細って脂肪だらけ」というケースが少なくないことです。ですから、「ちょっと太め」「ぽっちゃり気味」という方々も注意が必要です。

筋肉量が減った分、脂肪が増えているため、体重や見た目は以前とそれほど変わりません。

しかし、筋肉量は何もしなければ加齢とともに減少していきますから、気づかぬうちに筋肉率（体重に占める骨格筋量の割合）の減少が進んで、サルコペニア肥満となっているのです。

「以前より太ってきた」「やせにくくなった」という方は、〝サルコペニア肥満予備群〟の可能性があります。そのままなんの対策も打たなければ、肥満も、サルコペニアも確実に進んでいきます。

サルコペニア肥満予備群は、とくに極端な食事制限など、無理なダイエットとリバウンドを繰り返している女性に多く見られます。

自己流のダイエットは、体重だけでなく、筋肉量も減らしてしまいます。そこへリバウンドすると、脂肪が増えやすくなります。

筋肉量の低下によって基礎代謝も低下しますから、同じ量を食べたらカロリーオーバーとなり、脂肪として蓄えられます。これを繰り返すことで、サルコペニア肥満となるのです。

また、女性の場合は、閉経後に女性ホルモンが減少するために、骨の強度が低下し骨折しやすくなる「骨粗しょう症」になりやすくなります。

サルコペニアが進んでくる60代以降、転倒するリスクに男女差はありませんが、転倒して骨折するリスクは、女性のほうが3～4倍も高くなります。

じつは、骨粗しょう症患者の8割を女性が占めているといわれています。厚生労働省によると、いま、日本の１００歳以上の人口は、はじめて7万人を突破し、７万１２３８人（２０１９年９月現在）で、49年連続で「過去最高」を更新しています。うち女性は約9割を占め、6万2775人だそうです。

70歳を過ぎたら男性も骨粗しょう症に注意

女性のほうが長生きなのは、もはや常識ですが、それに伴って骨粗しょう症の患者も増え続け、日本骨粗鬆症学会のガイドラインによると、1300万人と推測されています。この数字は、糖尿病患者とその予備群の2000万人に次ぐ多さです。それだけ、**骨粗しょう症はシニア世代にとって、身近な病気になってきているのです。**

しかも、骨粗しょう症は男性に関係ないとはいえません。男性の場合は「女性より10~15年遅れて発症する」といわれており、だいたい70代半ばぐらいから骨粗しょう症のリスクが高まってきます。

つまり、骨粗しょう症は閉経後の女性と高齢の男性に多い病気ということになります。

骨粗しょう症がやっかいなのは、つまずいた弾みに手やひじを軽くついたり、くしゃみをしたりといった、わずかな衝撃で骨が折れてしまうことや、自覚症状がないまま進行し、背骨の圧迫骨折のように「いつの間にか骨折」を招くこともあるからです。

とくに脚の付け根あたりの大腿骨は、骨折すると歩行が困難になり要介護状態となることも多いのです。

このように「人生100年時代」の現実は、介護が必要だったり、寝たきりになったりするリスクが高いのです。

「100歳でも元気な人」は、ここが違う

こうしてみると、「長生きはリスクだらけ」とため息をつきたくなりますね。

その一方で、106歳で書のアーティストとして活躍する篠田桃紅《とうこう》さんをはじめ、ベストセラー『100歳の精神科医が見つけたこころの匙加減』（飛鳥新社）の

著者で医師の髙橋幸枝さん、日本初の女性報道写真家の笹本恒子さんなど、100歳を過ぎても現役で活躍している方もいらっしゃいます。

このように同じシニアといっても、「いつまでも老けない若々しい人」と「年齢より老けて見える人」の二つのタイプに分かれるようです。

いったい、その差はどこにあると思いますか？

80歳を過ぎてもなお現役でご活躍中のある女優さんは、「**若さの秘訣は散歩と筋トレにある**」と、出演したテレビ番組でおっしゃっていました。

なんでも「毎日1時間かけて愛犬と一緒に往復3㎞の散歩をする」ことと、「週に一度の頻度で自宅にトレーナーを呼び、腹筋を中心にバランスボールやスクワットなどの筋トレを行ない、トレーナーが来ない日でも別の筋トレのメニューを毎日欠かさずにこなす」ことだそうです。

若さと美しさを保つには、やはり、それだけの努力をしているということになります。何もしなければ筋肉の量が減っていき、サルコペニアとなり、それにメタボや骨の劣化といった高齢者特有のリスク要因が複合的に絡み合って、さまざまな病気の巣となり、老化のスピードを速めてしまいます。さらに転倒・骨折によって寝たきりの生活へ……。

そんな「寝たきり本線」まっしぐらの未来を、60歳からでも「筋活」によって変えることができるのです。具体的に何をすればいいのかは、これから詳しく紹介していきたいと思います。

いくつになっても鍛えれば筋肉は若返る

私が「健康長寿と筋肉の関係」についての研究を始めたのは、いまから20年以上前のことでした。現在の超高齢化社会を見すえて、「高齢者でも無理なくできる筋トレを開発することが健康面で社会に貢献できる」という思いがありました。

私はもともと筑波大学大学院で、運動と筋肉の関係を研究する研究室に所属していました。

大学院修了後は、東京大学大学院で助手を務めていたのですが、１９９４年に筑波大学先端学際領域研究センター（現・筑波大学生命領域学際研究センター／TARAセンター）が設立されたのを機に、翌年からこちらに所属することになりました。

TARAセンターは、当時の筑波大学学長で、ノーベル物理学賞を受賞された江崎玲於奈《れおな》先生の発案で設立された研究組織です。

江崎先生は同センターの設立にあたり、「ノーベル賞を狙うような研究をすること」と「社会に役立つ研究をすること」の二つのミッションを掲げていました。

私が専門とするスポーツ科学やスポーツ医学でノーベル賞を狙うのはむずかしい。それならば、社会に貢献できる研究をしよう――と考えて着目したのが、高齢化の問題でした。当時の日本は、すでに高齢化社会が到来しつつあり、将来、介護や寝たきりの問題がますます大きくなり、それが医療費にも多大な影響を与えることが予見されていました。

高齢者ができるだけ長く健康でいるためには、筋肉を鍛え、筋肉量を維持することが重要だ――。そのことから私は、筋肉量の維持・増加に最も有効で、高齢

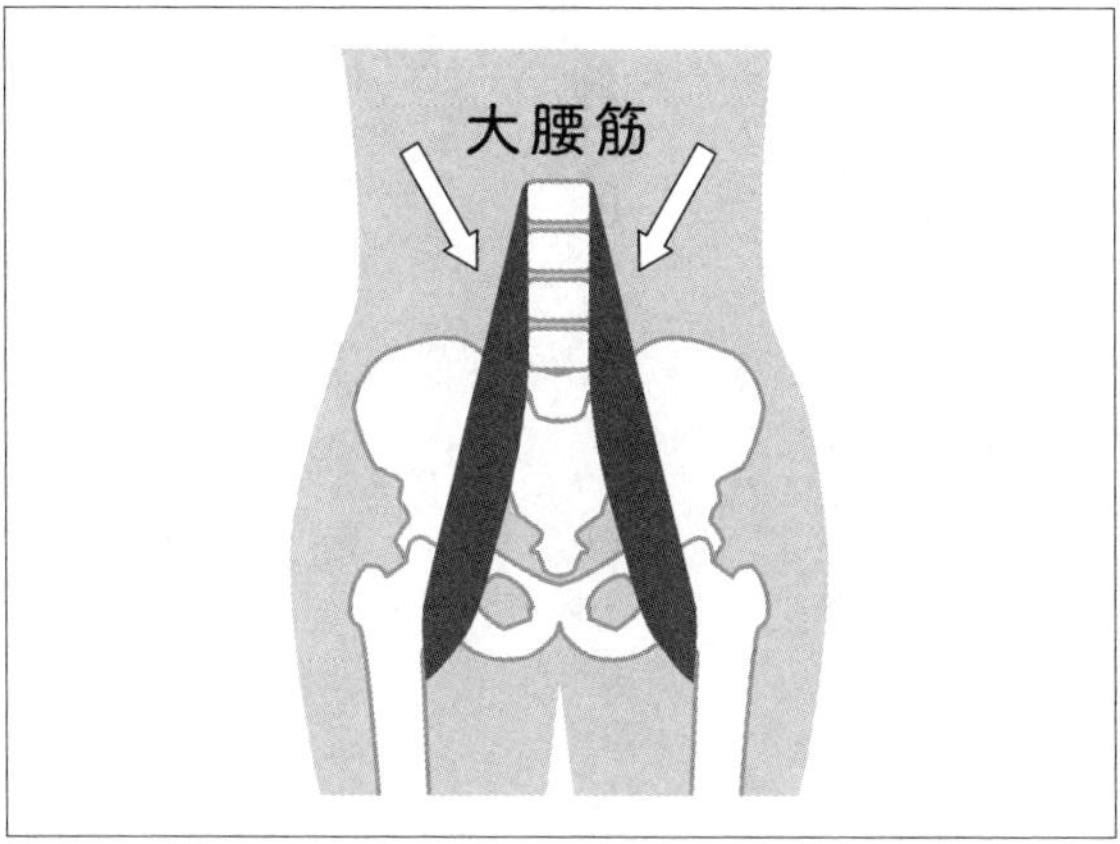

者でも無理なく安全にトレーニングできる筋トレの方法が開発できれば、社会貢献につながるだろうと考えたのです。そこで1996年にスタートさせたのが茨城県大洋村（現・鉾田市）との共同プロジェクトで、「科学的な方法で寝たきりを予防する」ことでした。

とくに私はこのプロジェクトで**「大腰《だいよう》筋《きん》」**に着目しました。大腰筋とは太ももの骨（大腿骨）と背骨（脊柱）をつなぐ筋肉で、姿勢の維持や太ももを引き上げるときに使われます。つまり、**大腰筋は、寝たきり予防に重要な役割を果たす筋肉**です。

プロジェクトでは高齢者一人ひとりの筋肉量や筋力などを計測し、大腰筋をMRI（磁気共鳴画像装置）で撮影。それらのデータを分析し、エビデンスに基づく効果的かつ安全な運動プログラムを考案して、実践してもらいました。

プログラムは二本柱で、一つは大腰筋や下肢の筋肉を鍛える筋トレ。もう一つは、ウォーキングやステップ運動などの有酸素運動によって、動脈硬化や高血圧を予防する「持久的トレーニング」です。

週2回の筋トレで体が劇的に変化

プロジェクトがスタートして「週2回の筋トレ」を1年も続けると、参加者の体にはさまざまな変化が現れました。たとえば参加者の平均年齢は71歳でしたが、トレーニングを継続すると、全員の大腰筋が太くなっていました。なかには運動習慣のない人と比べて、4倍以上も太くなっていた人もいたほどです。また、歩幅が広くなり、歩くスピードも速くなっていました。

ほかにも、肥満の解消、肩こりや腰痛の軽減、高血圧や不整脈などの改善が見られた人や、積極的に外出するようになったという人もいました。さらには、医療費の削減にも効果がありました。2年間のプロジェクトに参加した人と参加していなかった人では歴然と差が見られたのです。

高齢者が筋トレをすれば、こうした効果が得られるだろうという仮説は持っていたものの、これほど劇的な成果が出せるとは、私にとっても驚きでした。

この大洋村プロジェクトを立ち上げるにあたっては、批判的な意見も寄せられていました。

いまでは的外れなことがわかっていますが、当時は「高齢者の筋トレは、血圧の上昇や骨折のリスクがあるため、行なうべきではない」という考え方が主流だったのです。

また、「高齢者は自宅で静かに余生を過ごせばいい」といった社会の雰囲気もあって、健康づくりはあくまで個人の問題であって、自治体がお金を出すことにも反発がありました。

ところが、この大洋村プロジェクトでの成果がテレビ番組で紹介されると、そんな批判的な見方は払拭されるほど大きな反響があったのです。

多くの自治体から筋トレを指導してほしいという依頼が寄せられ、大洋村プロジェクトで確立した理論や運動プログラムを、全国各地の自治体や介護施設などで展開していくことになりました。

大洋村のプロジェクトから二十数年の間に、いろいろなことを経験しましたが、最も印象に残っているシーンがあります。それは、あるデイサービス施設を訪れたときのことです。70代の女性が私のほうへ歩いてきて、いきなり私の手を握りしめたのです。突然のことに私はとても驚きましたが、次のようなご自身の体験を話してくれました。

その女性は、デイサービス施設で運動プログラムを始めた3カ月前には、車椅子生活を送っていました。

それが、個別メニューを実践するうちに筋力がついてきて、「車椅子がなくても歩けるかもしれない」と自信が生まれ、ある日、娘夫婦や孫たちと旅行に行くことにしたのだそうです。

それまで、何度家族旅行に誘われても、車椅子では迷惑をかけてしまうと思って断っていました。

しかし、思いきって行ってみたところ、「車椅子を一切使うことなく、自分の足で歩くことができ、久しぶりに家族と温泉を楽しめた」と、とてもうれしそうに私の手を強く握りしめたのです。

「筋活」で、人生をもっと豊かに!

筋トレというと、マシンなどを使った激しいトレーニングで筋肉をムキムキに鍛えるものとイメージする人もいるかもしれません。そうしたメニューはできる人が限られてしまいますし、はじめから自分には無理だとあきらめてしまう人や、長続きしない人も多い。

しかし、健康長寿を実現するための筋トレは、高齢者でも簡単に、特別な道具がなくてもできるもので、十分な効果が期待できます。

私は、これまでの研究から得られたエビデンスに基づく、正しい筋トレの仕方を伝えていきたいと思っています。

賢いシニアの方々は将来に備えて、貯蓄をしたり、資産運用をしたりしていることでしょう。お金と同じように、筋肉に〝投資〟することで、将来の人生を確実に豊かなものへと変えていくことができます。

ぜひ、本書で筋肉に関する正しい知識を身につけ、生涯現役を貫くためにも、筋トレと有酸素運動、そしてストレッチや、食事術も含めた、60歳からの「筋活」を実践していきませんか。

第2章

健康寿命を延ばす「筋活」のすすめ

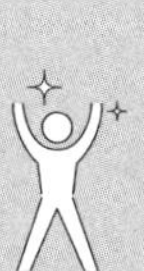

筋肉減少は糖尿病リスクを高める

いくつになっても、体型は気になりますよね。20代のぜい肉のないすっきりとしたスリムな体を取り戻したい、あるいは、そこまでは望まないものの、あと5kg、いや2~3kgでもいいからやせたい、せめてポッコリお腹をどうにかしたい……。

そう思っている中高年の方は多いのではないでしょうか。

糖質制限ダイエットや朝バナナダイエットなど、さまざまなダイエット法がありますが、**運動をせずに食事制限だけでやせるのは大変危険**です。というのも、食事によるダイエットだけでは脂肪を減らしたつもりが、知らず知らずのうちに筋肉を減らしてしまったということになりかねないからです。

前章では、加齢によって筋肉が減少する「サルコペニア」のお話をしました。私たちは、年を取れば誰もが筋肉が減少します。筋肉の減少は、基礎代謝の低下にも影響し、その結果、太りやすくなります。いわゆる「中年太り」です。

若い頃と食べる量が変わらなければ、消費エネルギーが小さくなっているわけですから、摂取エネルギーのほうが大きくなり太ります。

肥満が、さまざまな生活習慣病を引き起こすことはよくご存じだと思います。ですから、多くの方は食事制限をして体重を減らそうと努力します。

ところが、ここに落とし穴があるのです。

食事のみのダイエットをしてしまい、本人の意図に反して脂肪ではなく「筋肉」を落としてしまうことが私たちの研究からわかりました。そのためかえって糖尿病になりやすくなってしまうわけです。

糖尿病はいまや患者数８９０万人と推計され、予備群を含めると２０００万人を超え、日本人の国民病とさえいわれています。私たちは糖尿病というと、「太っている人がなる病気」という思い込みがあります。

ところが最近、糖尿病は体型に関係なく、あるモノがないと発症のリスクが高まるということがわかってきました。

さて、そのあるモノとはなんでしょう。答えは容易に想像がつきますね。

そう「筋肉」です。

やせた50、60代の女性はむしろ糖尿病の発症リスクが高くなるという研究結果を、順天堂大学の研究チームが明らかにしています。

もともと日本人は太っている、やせているといった体型には関係なく、糖尿病になりやすい傾向があり、欧米人に比べてインスリンの分泌能力が低いことに原因があります。

クルマはガソリンを燃料にして走ります。私たちの体に例えるなら、燃料のガソリンに相当するのがブドウ糖です。ブドウ糖は血液で全身の臓器に運ばれ、エネルギーとして使われるほかに、脂肪に変換され蓄えられます。血液中のブドウ糖は「血糖」と呼ばれ、食事のあと一時的に増えますが、常に一定の範囲内で保たれています。

この一定の範囲内で血糖をコントロールするのがインスリンの役割です。食後は血糖値が急増しますが、インスリンの働きによって速やかに全身の臓器に取り入れられ、エネルギーになります。

ところが、インスリンの分泌や働きが低下すると、細胞がブドウ糖を取り入れることができず、高血糖の状態になります。これが糖尿病です。

私たちの体で、ブドウ糖を取り込む最も大きな場所が筋肉です。やせていて筋肉量が少ないと、食後に十分な量のブドウ糖を筋肉に取り込めないために、血糖値が高くなってしまうというわけです。このように筋肉と糖尿病には大きな関係があるのです。

運動不足は筋肉の〝霜降り化〟へ一直線

さらにもう一つ問題なのが、加齢や運動不足などで筋肉の「質」が低下してしまうことです。**筋肉の質の低下とはどういう状態かというと、〝脂肪筋化〟してしまうことです。**きれいに「さしが入った」高級牛肉を思い浮かべてください。赤身に白い脂身が細かく入っていますね。あの状態が私たちの筋肉にも起こってしまっているのが脂肪筋化なのです。

脂肪といえば、皮膚の下につく「皮下脂肪」と、腹部などの内臓周辺につく「内臓脂肪」の二つがよく知られています。それから、**最近の研究で、第三の脂肪ともいえる「異所性脂肪《いしょせいしぼう》」があることがわかってきた**のです。

皮下脂肪や内臓脂肪は脂肪組織にたまるものですが、異所性脂肪とは本来なら脂肪がたまるはずのない、筋肉や肝臓、心臓、膵臓、血管などの細胞の中にたまります。たとえば、肝臓にたまれば「脂肪肝」、筋肉にたまると「脂肪筋」などと呼ばれ、いずれも代謝異常を引き起こす可能性があるのです。

内臓脂肪の過剰な蓄積が生活習慣病を引き起こすことはよく知られていますが、じつはこの「異所性脂肪」も生活習慣病のリスクを高める隠れ因子として、近年、注目されるようになってきました。

筋肉などに異所性脂肪が過剰にたまると、インスリンの働きを低下させてしまうのです。これがいわゆる「インスリン抵抗性」と呼ばれる状態です。わかりやすくいうと、インスリンは膵臓からちゃんと分泌されているのに、筋肉や肝臓が血液中のブドウ糖を取り込めない状態です。そのために、血糖値が下がらずに糖尿病になってしまうというわけです。

「自分はそんなに太っていないから大丈夫」と思っている方は要注意。**肥満ではないのに高血圧や脂質異常などを指摘されていれば、もしかすると異所性脂肪がたまっていて、「やせの糖尿病」のリスクが高まっているかもしれません。**

日本人は「太っていない糖尿病患者」が少なくなく、また、運動不足によって、筋肉の質が劣化し脂肪筋化することで異所性脂肪をためこんでしまうために、糖尿病になるリスクが高まるのです。

〝異所性脂肪〟がたまる、二つの原因

異所性脂肪がたまる原因は、主に二つあると考えられています。一つは、**基礎代謝の低下**です。基礎代謝とは、呼吸や体温の維持といった私たちが生きていくのに必要な最低限の活動に使われるエネルギーのこと。加齢によって基礎代謝が

低下しエネルギーが消費されにくくなり、皮下脂肪や内臓脂肪がたまり、そこにおさまりきらなかった脂肪が筋肉に入り込むようになります。

もう一つは、**運動不足**です。

なぜ、私たちは運動をしないと、筋肉の質が低下してしまうのでしょうか。

ここで筋肉についておさらいをすると、筋肉には「心筋《しんきん》」「平滑筋《へいかっきん》」「骨格筋《こっかくきん》」の3種類があります。心筋は心臓の筋肉のことで、平滑筋は主に内臓を構成する筋肉です。骨格筋は文字通り骨と骨を結びつけている筋肉で、私たちが体を自由に動かしたり、運動をすることができるのはこの骨格筋のおかげ。一般に筋肉というと骨格筋のことをいいます。

骨格筋の大きな特徴は、再生能力の高さにあります。

私たちの筋肉は、たくさんの筋線維と呼ばれる筋細胞の束からできています。その筋線維は分裂能力がないために、じつは傷を受けても自ら再生できないのです。その代わりに損傷からの再生を担う役割を持った幹細胞を備えています。

それが、筋線維の周囲に存在する「筋衛星細胞《きんえいせいさいぼう》」と呼ばれる細胞で、なんらか

図2　筋衛星細胞

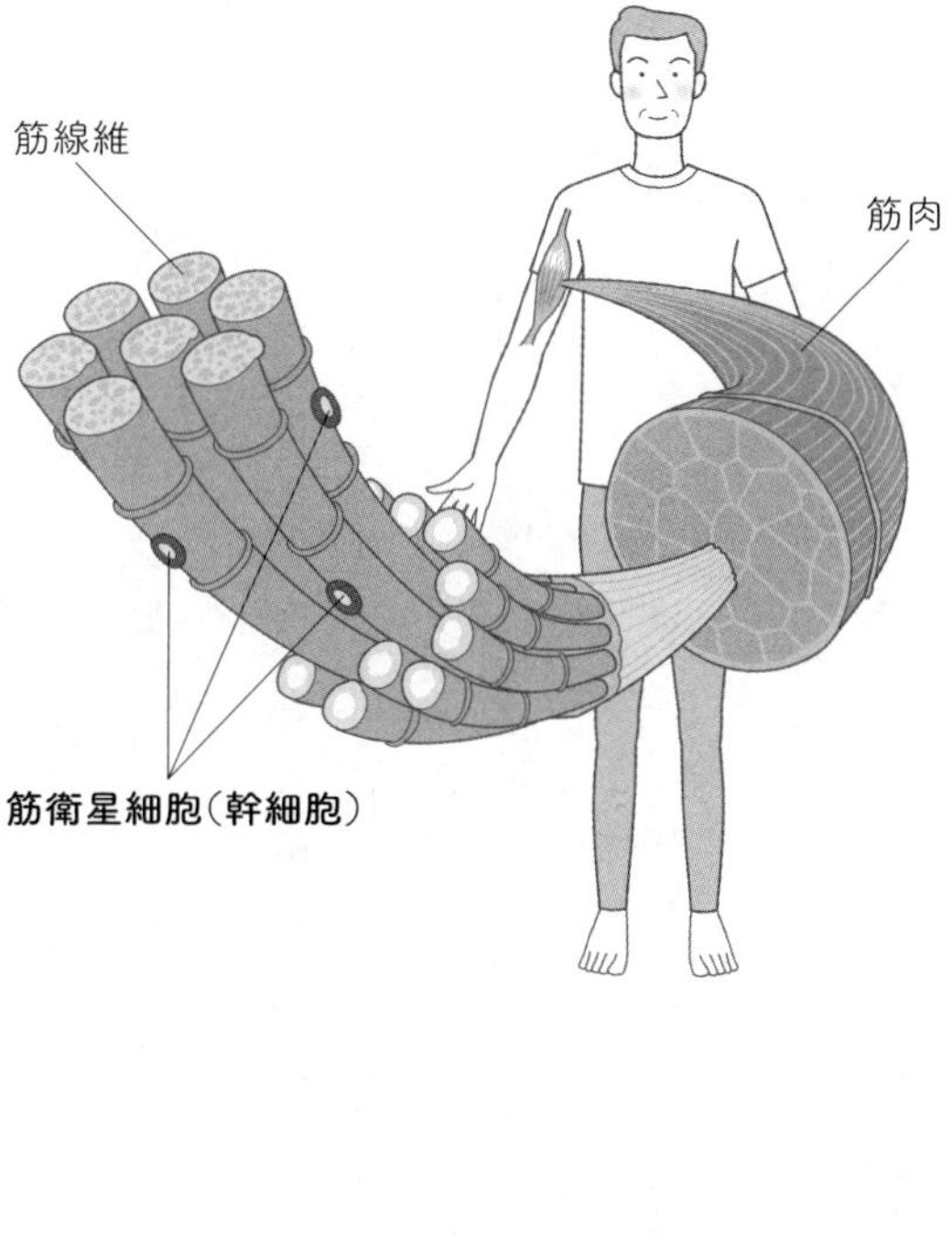

の原因で筋線維が壊れると爆発的に増え、分化・融合して筋線維を再生するのです。近年の研究では、この筋衛星細胞には困った性質があることがわかってきました。どういうことかというと、**筋衛星細胞は、筋肉にも脂肪にもなり得るという、まるで天使と悪魔の二面性を持っている**のです。

つまり、一定の活動量や筋肉への刺激があると、筋衛星細胞は活発に細胞分裂して筋線維と融合し、筋肉を太くしていきます。これが天使ですね。

逆に、活動量や筋肉への刺激が少ないと、筋衛星細胞は脂肪細胞へと変化してしまう悪魔になります。その結果、筋肉の内部に脂肪細胞が点在し、〝霜降り筋肉〟になってしまうというわけです。

ですから、異所性脂肪をためないためには、一定の活動量と筋肉への刺激を維持すること――。

つまり、**筋トレと有酸素運動を組み合わせることが大切**なのです。

順天堂大学の田村好史《よしふみ》教授らの研究により、肝臓にたまった異所性脂肪は、高脂肪食を控えるなど食事のコントロールでもある程度改善できますが、筋肉にたまった異所性脂肪は、運動でしか改善できないことがわかってきています。

筋肉の「質」を劣化させないこと

近年、70歳以上の高齢者の糖尿病が増えています。厚生労働省が実施している「国民健康・栄養調査」（平成28年）では、70歳以上の約5人に1人が、糖尿病が強く疑われるという結果が報告されています。

その背景には、年齢を重ねると膵臓からのインスリン分泌が減ったり、筋肉量や活動量が低下してインスリンの働きが悪くなったりすることが挙げられます。

さらにそこには、異所性脂肪の蓄積が関与している可能性も考えられます。筋肉になるはずの筋衛星細胞が脂肪に変わり、知らぬ間に異所性脂肪が蓄積して、高齢になってから糖尿病を発症するのです。

異所性脂肪の予防や改善には、有酸素運動で脂肪を燃やし、筋トレで筋衛星細胞を刺激して、筋肉の質を劣化させないことが重要です。60歳から「筋活」を始め、70歳からの糖尿病リスクを減らしましょう。

筋肉には糖を蓄える働きがありますが、私たちは年を取るにしたがってインスリンの分泌が減ってきます。これも老化の一つですね。さらに、筋肉の量の減少や運動不足などで〝脂肪筋化〟するなど筋肉の質が劣化すると、血糖値が高くなってしまうというわけです。

「筋活」は、認知症予防にも有効

年を重ねると、誰でも物忘れが多くなります。

「人の名前が出てこない」

「会話に『あれ』『これ』『それ』といった代名詞が増えた」

あなたにも思い当る節はありませんか？　物忘れは脳の老化が原因です。

しかし、「認知症」は老化による物忘れとは違って、なんらかの原因によって脳の神経細胞が壊れるために起こる病気です。

高齢者が増えるにしたがって認知症の患者も増えています。いま、団塊の世代が75歳以上の後期高齢者となる「2025年問題」が指摘されています。

その2025年には認知症の患者が700万人を突破すると、厚生労働省が2015年に発表した「認知症施策推進総合戦略（新オレンジプラン）」で予想しています。認知症予防は、超高齢社会に突入した日本のこれからの大きな課題ですね。

じつは認知症予防には「筋トレ」が有効というと、「えっ、本当なの？」と驚かれる方もいるかもしれません。これまでお話ししてきた**筋トレや有酸素運動、そして食事の工夫も含めた「筋活」は、認知症予防にも有効**だということが近年の研究でわかってきているのです。

「筋活」がどのように認知症予防に寄与するのかを解説する前に、まず認知症について簡単に説明しておきましょう。

認知症とは、なんらかの原因で脳がダメージを受けて、記憶力や思考力、判断力や理解力といった脳の認知機能が少しずつ低下していき、日常生活に支障が出る状態のことをいいます。

前出「新オレンジプラン」によると、日本の65歳以上の認知症患者数は、2012年時点で約462万人です。

これに正常と認知症の中間の状態とされるMCI（軽度認知障害）の約400万人も合わせると、65歳以上の約4人に1人が認知症またはその予備群といわれています。

認知症の約7割を占めるのが、**アルツハイマー病**です。アルツハイマー病は脳の中にたまったアミロイドβなどのたんぱく質が、認知機能に関連する脳の神経細胞を壊していく病気です。

その次に多いのが、約2割を占める**脳血管性認知症**です。これは、脳梗塞、脳出血、くも膜下出血などの脳血管障害が原因で生じる認知症で、糖尿病や高血圧などの生活習慣病によって動脈硬化が進み、脳内の血管がダメージを受けた結果として起こります。

なぜ「下半身」を鍛えると脳にいいのか？

近年の研究から、認知症は生活習慣病だと認識されるようになっています。脳血管性認知症の原因となる脳血管障害は、糖尿病や高血圧などの生活習慣病が引き起こします。

さらに、運動不足が認知症のリスク因子になることもほぼ確実と見られていて、**とくにアルツハイマー病は、さまざまな要因のなかでもとくに運動不足が大きなリスク因子**とする研究報告があります。

運動習慣が脳にどのような影響をもたらすかを説明したいと思います。

運動で体を動かすと、筋肉組織からイリシンという物質が分泌されます。イリシンは血流に乗って脳に運ばれると、脳内でＢＤＮＦと呼ばれるたんぱく質の分泌を促します。

このＢＤＮＦは「脳由来神経栄養因子」と呼ばれ、脳の神経細胞の働きを活発にして、細胞の新生や再生、シナプスの形成を促すことがわかっています。

つまり、筋トレで筋肉を刺激し、有酸素運動で血流を促すことで、脳の活動性を高め、認知症の予防につながることが示唆されているのです。

しかも、最近では大きな筋肉群を動かしたほうが、脳への刺激が高まるといわれるようになってきています。

認知症を予防するなら大きな筋肉群である「大腿四頭筋《だいたいしとうきん》（太もも）」や「大腰筋《だいようきん》」とその周辺」など、下半身の筋肉を優先して鍛えることが有効なのです。

それを裏づける研究発表があります。

2018年に筑波大学の征矢《そや》英昭教授の研究グループが、**「10分程度の軽い運動をするだけで、人の脳の海馬《かいば》が刺激され、記録力が向上する**ことを実験で確かめた」と、アメリカの科学アカデミー紀要に論文を発表しています。

どんな実験をしたかというと、学生に10分間自転車をこぐ運動をしてもらい、その後、たくさんの絵のなかから同じものを判別するテストを実施し、そのときの脳をMRIで撮影し、記憶を司る海馬の活動レベルを測定するというものでした。

その結果、運動直後に海馬の「歯状回《しじょうかい》」と呼ばれる情報の入り口に当たる部位が目立って活性化していたことが確かめられたということです。

この実験結果では、「10分間」の運動が記憶力を高める可能性を示唆したのです。

「筋トレ」には「脳トレ」に匹敵する効果がある！

脳を活性化したり、認知症を予防したりするために、ゲームやドリルなどいわゆる「脳トレ」をされている方もいらっしゃるかもしれません。

脳トレは脳を刺激する方法の一つですが、「筋活」で体を動かしたり、積極的に外に出かけたりすることでも、脳を活性化することができます。

たとえば友人とどこかへ出かける予定を立てれば、どこへ行こうかとあれこれ考えたり、目的地までの移動手段を調べたりしますよね。

実際に出かければ、体を動かし、友人と楽しく会話をしたり、新たな発見があったりもするでしょう。こうした日常の偶発的な出来事が脳に与える刺激はとても大きく、それ自体が脳トレになるのです。

ですから、将来認知症になるリスクを下げるためにも「筋活」を習慣にして、積極的な外出を心がけてほしいと思います。積極的な外出や人との交流は、健康長寿のためにも欠かせないことがわかっています。

筋肉はエネルギーを生み出す「工場」

読者のみなさんのなかには、ウォーキングやジョギングなどの有酸素運動をすでに習慣にしている方もいらっしゃるでしょう。

有酸素運動を行なうのは、「足腰の強化のため」「筋力を維持するため」などと答える方が少なからずいますが、残念ながら、有酸素運動だけではそれらに対して十分ではないことがわかっています。

私たちの筋肉細胞（筋線維）は、大きく「速筋」と「遅筋」の2種類に分けられると前章で述べましたが、もう少し補足すると、速筋は瞬発的に大きな力を出す筋肉で、筋トレや短距離走などの無酸素運動をするときに使われます。

一方、遅筋は大きな力は出せないものの持久力に優れた筋肉で、ウォーキングやマラソンなどの有酸素運動をするときに使われます。速筋と遅筋では、それぞれ役割が分かれているのです。

筋トレをすると負荷をかけた部分の筋肉が太くなっていきますが、これはなぜだと思いますか？

それは、速筋は使われると太くなり、使われないとより細くなる性質があるからです。

速筋が増えて太くなるということは、エネルギーを生み出す工場である、筋肉の中にあるミトコンドリアの数や面積が増えることを意味しています。工場の数が増えるわけですから、当然、生産されるエネルギーの量も増えていくという好循環が生まれます。

一方の遅筋は、いくら使ってもほとんど太くなりません。その代わりに、エネルギーを生み出す工場の生産効率を高めることができます。

筋肉という工場がどうやってエネルギーを生み出し、生産効率を高めているのか、もう少し詳しく説明していきましょう。

体を動かしたり代謝を促したり、私たちが生命活動を行なうためには大量のエネルギーが必要です。

そのエネルギーを生み出しているのが、ミトコンドリアと呼ばれる細胞内の小器官です。

ミトコンドリアはとくに筋肉の細胞に多く存在しているために、筋肉はいわばエネルギーを生み出す「工場」の役割を果たしているというわけです。

その工場では、ATP（アデノシン三リン酸）という物質を使って、エネルギーのリサイクルを行なっているのです。

食べ物から摂取した糖は、肝臓でグルコースという物質に変えられますが、そのままではエネルギーとして利用できません。ミトコンドリアによってATPへと変換されて初めてエネルギーとして利用されるのです。

そして、エネルギーとして利用されたATPは工場に戻ってきて、リサイクルされます。

つまり、筋線維内にあるミトコンドリアは、ATPを使って筋肉などを動かすと同時に、自らもATPを生産する仕組みを持っているのです。

さらに、体内に蓄えられた脂肪もミトコンドリアの働きによってATPに変化され、エネルギーとして利用されています。

ウォーキングだけでは筋肉を維持できない

有酸素運動では、主に体内の脂肪がATP生産の材料として使われますから、「有酸素運動をすると脂肪が燃えてやせる」といわれるのはこのためです。

この脂肪を燃焼してATPを生産するには、酸素が不可欠です。ミトコンドリアには酸素を取り込むための搬入口が必要となります。

その入り口の役割を果たしているのが、毛細血管です。

毛細血管が増えれば、それだけ血流が増し、酸素の供給量も増えます。したがって、より効率的にエネルギーを生み出せるようになります。

じつは有酸素運動で遅筋が使われている間は、速筋はほとんど使われないのです。30代前半をピークに40歳以降、年1％ずつ筋肉量が減っていく――と述べましたが、その大部分は速筋です。つまり、有酸素運動だけをしていては、速筋が使われることはなく、筋肉量の減少を防ぐことはできません。

そして、速筋が衰えると筋肉が細くなり、なんらかの理由でバランスを崩したときにとっさに体を支える瞬発力が衰え、転倒・骨折の原因となります。

健康長寿を実現するためには、速筋を鍛える筋トレと遅筋を使う有酸素運動の両方を並行して行なっていくことが重要なのです。

つまり、筋トレと、ウォーキングに代表される有酸素運動を組み合わせた「筋活」を行なうこと――。

それが筋肉を若返らせる秘訣なのです。

有酸素運動を続けると毛細血管の数が増えていく

面白いことに、有酸素運動を続けていると、ミトコンドリアの位置が毛細血管に近づいてくるようになります。

つまり、工場と搬入口の距離が短くなるので、より酸素を取り込みやすく、生産したＡＴＰもすぐに送り出せるようになり、ますます生産効率が上がっていくというわけです。

たとえば、ジョギングを始めたばかりの方が最初は息が上がって苦しかったのが、トレーニングを重ねるうちにだんだん長い距離でも楽に走れるようになるのは、毛細血管が増えることで、筋肉を動かすエネルギーのＡＴＰが効率よくつくられるようになるからです。

実際に有酸素運動を続けていると、遅筋の内部のミトコンドリアが毛細血管の近くに移動し、さらに効率よくエネルギーを産生できるようになるのです。

このように、有酸素運動には「脂肪を燃焼して肥満を予防・改善する」効果があるほかに、「毛細血管を増やして血流をよくする」「持久力を高める」といった健康効果があります。

動脈硬化を改善する運動&食事

さらにもう一つ、有酸素運動には「動脈を軟らかくする」という効果があります。

動脈は加齢とともに硬くなっていきます。ゴムホースをイメージしてください。買ったばかりのゴムホースは軟らかく、曲げても亀裂が入ることはありません。それが、長年太陽光や風雨にさらされ続けると劣化して硬くなり、曲げようとすると亀裂が入りやすくなります。

年齢を重ねてきた私たちの動脈も、経年劣化したゴムホースのような状態なのです。これが「動脈硬化」です。

見た目でわかるゴムホームと違って動脈の軟らかさを判断するのは難しいのですが、血圧を指標とすることができます。

動脈の弾力性が落ちて硬くなってくると、血管の抵抗が高まり、心臓はより強い力で血液を押し出すために血圧が上がってきます。

逆に、動脈を軟らかく保っておければ、血圧は上がらず、正常値範囲にとどめることができます。

加齢で動脈が硬くなるのを避けることはできませんが、そのスピードを緩めることはできます。

その手段の一つは、**塩分を控える**ことです。「塩分を摂りすぎると血圧が上がる」「高血圧の人は塩分を控えたほうがいい」といわれるのは、塩分が動脈硬化を加速させる元凶だからといえます。

塩分の摂取を控えることで、動脈硬化のスピードを緩めることはできますが、すでに硬くなった動脈を軟らかくすることはできません。硬くなってしまったゴムホースは新しいものに買い替えればすみますが、動脈はそうはいきませんね。

では、どうすればいいのか。

じつは、硬くなってしまった動脈を軟らかくすることが科学的に証明されている、唯一の方法――それが、有酸素運動なのです。

血圧が高めの人でも、塩分を控えて、有酸素運動を続けていけば、動脈硬化を改善して、老化のスピードをダウンさせることが可能です。

もちろん、血圧が正常範囲の人は、有酸素運動を続けることで軟らかい動脈の状態を長く維持していくことができます。

その結果、肥満や高血圧を改善して、脳卒中や心筋梗塞のリスクを下げることが期待できるのです。

日常生活のなかで〝こまめに歩く〟習慣を

有酸素運動の効果を整理すると、次のようになります。

・脂肪を燃やす
・毛細血管を増やして血流をよくする
・持久力を高め、疲れにくい体にする
・血管を軟らかくして動脈硬化を防ぐ

こんなにいいことずくめですが、週に3日も4日も有酸素運動をするのは大変だと感じる方もいるかもしれませんね。

かつて「脂肪を燃焼させるには20分間、有酸素運動を行なう必要がある」といわれていましたが、最近では20分間を10分ずつ2回に分けるというように細切れに行なっても、脂肪を燃焼させる効果があることがわかってきています。

ですので、**日常生活のなかでこまめに歩くようにするだけでも効果は十分。**たとえば、「買い物やランチに少し遠い店を選んで歩いていく」「電車やバスに乗らずに歩く」「エレベーターやエスカレーターを利用せずに階段をのぼり下りする」といった工夫を重ねるだけでも、まとまった時間にウォーキングやランニングをするのとほぼ同様の効果が得られます。

有酸素運動を続けていると、エネルギーの生産工場に多くの酸素を供給するために毛細血管が増えるとお話ししましたが、この毛細血管を増やすためには、まず週に3日程度、ウォーキングやジョギングなどの有酸素運動を2週間ほど続けることが重要です。

そうして毛細血管が増えてくれば、たとえば当初は1㎞を走るのもやっとだった方でも、徐々に楽に走れるようになってくるはずです。三日坊主で投げ出したいところをぐっとこらえて、初めの2週間を乗りきって毛細血管が増えてしまえば、こちらのもの。

ただし、いくら毛細血管を増やしても、有酸素運動をやめてしまうと、酸素を供給する必要がなくなるので、毛細血管は消滅してしまいます。

このことがいつも頭にあるので、私は忙しくて運動ができない日が続くと、「今日はどのくらい毛細血管が減ってしまったかな……」とあせってしまいます。ですから、運動は、継続的に行なうことが何よりも大事なのです。

筋トレも、1回5分程度のメニューを1日2、3回行なうというようにすれば、無理なく継続することができるでしょう。

もっとヘルスリテラシーを高めよう

テレビで「健康番組」が増えています。

「○○食品が体にいい」と番組で紹介されると、翌日にはスーパーの棚からその食品が姿を消すほどです。

でも、それは一過性にすぎません。次から次へと新たな「体にいいといわれる食品」が登場しては消えていくだけです。

なぜ、そんな社会現象が生まれるのかというと、私は「本当に体にいいかどうか」の判断基準があいまいな方が多いからだと思っています。**それが健康にいいかどうかを自分で判断する能力、それが「ヘルスリテラシー」なのです。**

ヘルスリテラシーとは、一般的には「健康に関する情報にアクセスして、内容を理解し、自分に必要な情報を選び、活用する能力のこと」と定義されています。健康長寿を実現するには、生涯にわたってヘルスリテラシーが高い状態を維持していくことが大切です。

では、どのようにすればヘルスリテラシーが高い状態を維持することができるのでしょうか。

また、どんなにヘルスリテラシーが高い方でも、得られた情報をもとに「筋トレをする」「食生活を見直す」など、健康のためになんらかの行動を起こすことは、なかなかむずかしいのが現実です。

「張りきって始めたものの、どうしても長続きしない」という方もいるかもしれません。

私の経験では、よほど意志が強くないと、継続できる方はそう多くありません。8割から9割ぐらいの方々は、継続できないで「三日坊主」になりがちです。

ですから、運動習慣が長続きしない方々が世の中の主流派。どうぞ、みなさん安心してください。

ただ、元気な100歳を目指すなら、ヘルスリテラシーは強い味方になります。

そのためには、二つの要素があるということを強く感じています。

それは、**健康のために行動を起こそうとする「意欲」**と、**その行動を続けていける「持続性」**です。

情報を正しく理解し、活用する意欲がわいて、無理なく続けられる方法で実践できたとき、私たちは初めて健康を手に入れることができるのです。

しかし、この意欲には阻害要因も多いのが事実です。

たとえば「忙しくて運動する時間がない」「休みの日は疲れている」「暑い、あるいは寒いので運動する気になれない」といった「できない言い訳」をすることです。

ですから、なかなか行動に移せない、いざ実践してみると続かないという方は、まず自分にとって「どんな阻害要因があるのか」を冷静に考えてみてください。

そして、それに打ち勝つにはどうすればいいのか、対策を考える必要があります。

運動を継続するには「仕組みづくり」が大切

私の場合、初めてのダイエットにチャレンジしようとしたときは、「意志の弱さ」に負けてしまうという予感がありました。

そこで、家族にダイエットを宣言してから、**毎日の体重と歩いた歩数を、リビングのカレンダーに記録するようにした**のです。

そうすると、カレンダーに記録がない日は、妻が「何も書いていないけどどうしたの？」と聞いてきたり、子どもも「あれ？　書くのを忘れちゃったのかな……」と、ツッコミを入れてくるのです。

また、ウォーキングなどの有酸素運動はまとまった時間をつくってやるのではなく、短時間でも少しずつ実践して、１週間単位で調整するようにしました。

筋トレも同様に、**ジムに行かなくても自宅やオフィスでできるメニューを実践。**

このように、「自分にとっての阻害要因」をなくす対策と、日常生活のなかで無理なく続けられる工夫をすることで、半年で13kgのダイエットに成功しました。

「三日坊主」にならないためには、自分に合った方法で、「できない口実」という甘い誘惑に負けない工夫をしてみてください。

「半年後のハーフマラソン大会にエントリーする」など、明確な目標を設定してもいいですし、ジムに入会して「お金を払ってしまったから行かないともったいない」と自分を少し追い込むのもいいでしょう。

筋トレをするのがおっくうなら、**外出時には必ず階段を使う**ことから始めてみるのも手です。

そのときにできるだけ太ももを大きく持ち上げて、階段をゆっくり一段一段のぼっていくようにします。それも立派な、太ももの筋肉を鍛えるトレーニングなのです。

こうして、ヘルスリテラシー、意欲、持続性が三位一体となって健康的な生活習慣が身についていきます。その結果、生活習慣病や将来の寝たきりを予防し、「元気な100歳」への道を進んでいくことができます。

日本人の7割は「健康無関心層」!?

こんなに健康情報が巷に氾濫しているのに、「ヘルスリテラシーの低い方々」が依然として多いと感じています。

私たちのこれまでの研究では、「ヘルスリテラシーの高い人は国民の3割程度」で、残りの7割の方々はあまり健康に役立つ情報に触れる機会がなく、自分からもそうした情報を得ようとしない傾向があることがわかっています。

私たちはこの7割の人を「健康無関心層」と呼び、この人たちにいかに情報を届けるかを重要課題とし、その課題解決のための活動も始めています。

自分から積極的に健康情報を入手しようとしない健康無関心層の人たちの行動を変えるには、身近な友人や知人からの口コミ情報が力を発揮することがわかってきました。

そこで、家族や友人、コミュニティの仲間など、自分の大切な人たちに健康情報を伝え、拡散する役割を担う人たちを増やしたいと考えています。

私が副理事長を務める一般社団法人「スマートウエルネスコミュニティ（SWC）協議会」では、自分が関わるさまざまなコミュニティで多くの人々に健康情報を伝える役割を担ってくれる方を「健幸アンバサダー」と名づけました。「健幸」とは、「生涯を通じて健康かつ生きがいを持ち、豊かで幸せな生活を営んでいる状態」と定義しています。

健幸アンバサダーを育成する取り組みは2016年度から始まり、現在までに3万人以上が健幸アンバサダーの認定を受けています。これまでは企業や団体、自治体と連携して養成講座を実施してきましたが、今後はさらに拡大し、2030年度には200万人まで増やすことを目指しています。

健幸アンバサダーにご興味がある方は、パソコンで地方創生カレッジの講座「地域における健康無関心層の行動変容を促すインフルエンサー（伝道師）の育成」でも学ぶことができます。会員登録が必要ですが、無料で受講できますので、関心のある方はぜひチャレンジしてみてください。

第3章

「筋活」が日本の未来を明るくする！

生涯現役を可能にする「筋肉」

「誰でも100歳まで生きられる時代です」というと、「私は長生きをしたくありません」とおっしゃる方が、増えてきたように思います。

「なぜですか?」と、その理由をお聞きすると、みなさん一様に「寝たきりになって周りの人に迷惑をかけたくないから」とおっしゃるのです。

高齢化にともない「介護」が大きな社会問題になっています。

最後まで誰の世話にもならず、自分らしく人生を楽しみたい……。それが可能であれば長生きしたいというのが本音ではないでしょうか。

つまり、**単なる長生きではなく、長寿の「質」が求められるようになってきた**と、私は思っています。

仮に60歳でリタイアしたとして、100歳まで40年間あります。もうひと花咲かせるには十分な時間です。どんな花を咲かせるかは、みなさんそれぞれの夢があると思います。どうせなら、素敵な花を咲かせたいですよね。

寿命が延び、老後が本当に長くなりました。**生涯現役を貫くために必要なものは、筋肉です。**いまや筋力がないと寿命はまっとうできない時代なのです。

「2025年問題」がやってくる！

近年、わが国は長生きを手放しで喜んではいられない状況になってきています。一段と少子高齢化が進み、医療費や介護などさまざまな問題が山積しています。

私が「科学的な方法で寝たきりを予防する共同プロジェクト（茨城県大洋村プロジェクト）」をスタートさせた1996年当時、いずれ「高齢化が大きな社会問題になるだろう」と思っていましたが、現実は予想を超えたスピードで高齢化が進んできました。

世界保健機関（WHO）では、65歳以上の人口が総人口に占める割合＝高齢化率によって、7％超を「高齢化社会」、14％超を「高齢社会」、21％超を「超高齢社会」と定義しています。

現在の日本の高齢化率は27・7％ですから、立派な「超高齢社会」です。しかも、65歳以上の人口が増え続けるために高齢化率も上昇し続け、2036年には33・3％となります。つまり、3人に1人が65歳以上になると予想されているのです。このままでいけば、日本は長寿大国どころか、「老人大国」となってしまいます。

実際に東京オリンピック・パラリンピックの5年後の2025年には、「団塊の世代」が75歳以上となり、65歳以上の高齢者の人口は3677万人に達すると見込まれています。その頃になると高齢者人口の中でも、75歳以上のいわゆる「後期高齢者」の人口のほうが多くなります。

戦後、スケールメリットで文化や経済などあらゆる面で社会をけん引してきた世代が、そろって「後期高齢者」になる。それは、「超高齢社会」に突入した日本にさらに大きなインパクトを与えることになります。それがいま懸念されている「2025年問題」です。

重高齢社会――どんな問題が起こるのか？

具体的にどんな問題が起こるのか、見ていきたいと思います。

私は75歳以上の後期高齢者が急激に増える社会を一言でいうなら、**「現役世代の負担が重くなる重高齢社会」**ではないかと思っています。

総務省の人口推計によると、75歳以上の後期高齢者は月平均3万人のペースで増加しているのだそうです。その結果、前期高齢者の数より後期高齢者の数のほうが上回り、しかも、寿命が延びていることもあってどんどん増え続け、高齢者に占める後期高齢者の割合は上がっていくのです。

少子化で子どもの数ばかりか、14～64歳までの高齢者を支える世代の人口も減少するなかで、後期高齢者が急増する社会。つまり、高齢者を支える世代が減り、逆にサポートを必要とする世代が増えていくわけですから、現役世代の方々にとっては、まさに「負担の重い」社会になるのは目に見えています。

ただ、医学の進歩や健康志向の高まりで、最近では高齢者といっても元気な方が多いのは事実です。長年の蓄えや退職金などまとまった資金を持ち、趣味を楽しみ、積極的に旅行などへ出かけ、老後の生活をエンジョイするお年寄りたちが増えています。

とはいえさすがに高齢になると、健康問題が起こりやすくなります。がんをはじめ糖尿病や心臓病、脳卒中といった生活習慣病、ひざや腰などの痛み、転倒からの骨折、認知症……、介護が必要なケースも増えてきます。

困ったことに、このままでは医療費と介護などの社会福祉に関する費用が莫大なものになると予想されるのです。

ここでちょっと医療費について見ていきましょう。

厚生労働省によると、2015年度の医療費の総額（国民医療費）は、42兆円を超えています。医療費が増えている大きな理由は、やはり高齢化です。国民1人当たりの医療費は、65歳未満が18万4900円に対し、75歳以上は92万9000円と約5倍です。

この医療費は、国民や会社が負担する保険料、国と地方からの公費、そして患者の自己負担で賄《まかな》われています。75歳以上の後期高齢者が増えれば、当然、医療費もかさみます。

団塊世代の全員が75歳以上の後期高齢者になる2025年までのタイムリミットはもう目の前です。

「重高齢社会」のトビラが、開き始めたといえます。

「逃げ得」世代のツケを払うのは……

「重高齢社会」になると、医療費と社会保障関係費が膨大になることが予想されます。

また、認知症のお年寄りも700万人を超えると予想されています。それにともなって、介護の必要な人が急増し、介護費用も膨らみます。

このように医療費や介護保険など福祉関係の費用に加え、年金支給額も増え、国の財政を圧迫することになります。日本が誇れる素晴らしい社会制度――皆保険制度や介護保険などを維持するには、消費税を30％にする必要があるともいわれています。

さすがに消費税30％といわれると、その負担の重さにがく然とするのではないでしょうか。いずれ日本は、決断せざるを得ない状況に追い込まれる可能性があります。このように現役世代の負担は重くならざるを得ないのです。

このままだと、日本の未来は暗いですね。その影響を受けるのは、若者たちです。若者たちというと、他人事のように思うかもしれませんが、**重高齢社会を支えるのは、まぎれもなく「あなたのかわいい孫」世代**なのです。

祖父母にとって孫はかけがえのない存在です。その孫たちが重高齢社会の当事者となって、高齢者を支える――。

支えるというと、健気なイメージですが、現実には税負担が重く生活にのしかかってきます。

老後の安定した生活を支えるのは、「年金、医療、介護」の3点セットです。

いま、生まれた年代によって、この社会制度の恩恵を受けられるかどうかの「世代間格差」が生まれつつあります。

60歳の定年と同時に年金がもらえて、医療や介護保険によって、老後は贅沢さえしなければある程度満足な生活を送ることができる団塊世代や、そのあとに続く1960年代生まれまでの世代は、あまりいい言葉ではありませんが、「逃げ得」世代なのです。

ここで、**私も含めた「逃げ得」世代のみなさんに「本当にそれでいいのですか？」と問いたい**のです。最近、私は講演でよく次のようにお話しします。

「みなさんも私たちも、勝ち逃げしてあとの世代のことは知らないというのは、人生の先輩として、あまりに無責任です。なにより、孫世代がツケを払うことになるのは、〝おじいちゃん・おばあちゃん〟としてはあまりに忍びないのではないでしょうか。どうすればいいのか考えるのが、大人の責務ではないでしょうか」

と。

あなたが健康でいることが日本を守る

どうすれば、孫世代への負担を減らすことができるのでしょうか。私たち一人ひとりができることに限りがあるのは事実ですが、一つだけ「誰もがいますぐできる」ことがあります。

それは医療費をできるだけ低く抑えること、言葉を換えると「健康を維持し病気知らずの体をつくる」ことです。

75歳以上の後期高齢者の1人当たりの医療費が、ほかの世代の5倍に当たる92万9000円だと前述しました。

仮にその1割を削減しただけでも、9万円×2000万人（厚労省による2025年の75歳以上の人口予想2179万人を四捨五入）＝1兆8000億円にもなります。

医療費を3割削減すると約5・4兆円、5割削減なら約9兆円になります。

「5割も削減することなんて不可能に決まっている」と思うかもしれません。

しかし、私は本気で5割どころか、7割ぐらいまで削減可能だと思っています。というのも、私の原点ともいえる「茨城県大洋村プロジェクト」では参加者のみなさんに科学的根拠（エビデンス）に基づいた筋トレを週1、2回、2年間続けていただきました。

その結果、この2年間のプロジェクトに参加した人とそうでなかった人の1人当たりの医療費増加額を比べると、参加者は2万3449円でしたが、非参加者は9万5614円と、じつに7万円以上の削減効果が得られたのです。

こうした実績があるからこそ、私は自信を持って医療費の削減が可能だといえるのです。「重高齢社会」で孫世代に負担を強いるか、なるべく軽くするかは、大人がいかに健康を維持し、医療費を抑えるかにかかっているといっても過言ではありません。

健康でいることが、あなたの次の世代の子どもや孫たちの未来を明るくするのです。もちろん、自分自身のためでもあり、さらに次の世代のためになるのですから、がんばりがいがありますね。モチベーションも2倍になること請け合いです。

老後の健康維持の鍵を握っているのが「筋肉の力」、つまり「筋力」です。医学の進歩により、たいていの病気は治せる時代になってきました。

現代の不治の病として恐れられてきたがんですら、いまや治った目安といわれている「5年生存率」は6割を超えています。

世界中で抗がん剤の開発が行なわれており、2018年のノーベル生理学・医学賞を受賞した本庶《ほんじょ》佑《たすく》さんの研究テーマは、「私たちの体に備わった免疫の仕組みを利用してがんをやっつけること」でした。

その結果、たんぱく質の一種「PD-1」の発見につながり、製薬会社との共同開発でみなさんもご存じの「免疫チェックポイント阻害剤」が発売されたのです。これは、皮膚がんの一種、メラノーマの治療薬として認定され、徐々に適応されるがんの種類も増えて、肺がん、そして胃がんや大腸がんの治療にも用いられるようになってきています。

このようにがん治療は日進月歩で進歩していますから、がんが治る病気になるのも、そう遠くないでしょう。

せっかくがんをはじめ心臓病や脳卒中といった生活習慣病から生還しても、筋肉がないと生活の質が落ちるのです。元気な100歳を目指すなら、目に見えて筋力の衰える70代までに、筋肉を「鍛えて」「維持する」ための「筋活」を始めることが非常に重要になります。

あなたの「筋肉量」は、いまどれくらいあるか

筋力が老後の生活の質を決めるといわれても、あまりピンとこない方もいるかもしれません。1章でサルコペニア肥満とメタボのお話をしました。両者の違いについて説明しましょう。

大きな違いは、「筋肉量がどれだけ減っているか」です。メタボは筋肉減少があまり進んでいない40代、50代の方々に多く、サルコペニア肥満は比較的年齢の

高い方々に多く見られます。

ただし、過去に無理なダイエットをした経験のある方は要注意です。太っていなくても、筋肉量が少ないと、サルコペニア肥満の可能性が高くなります。

じつは私は、**サルコペニア肥満のほうがメタボより怖いと思っています。**

なぜなら、筋肉減少がかなりすすんでいるために、生活習慣病のリスクが高まり、老化を加速させ、「寝たきり本線」へ猛スピードで突入してしまう可能性があるからです。

そこで、「寝たきり」の大きな原因となる「転倒・骨折」がなぜ起きてしまうのか、その原因から見ていきましょう。

筋肉量の減少が目立ってくる60代以降で、転倒するリスクに男女差は見られません。しかし、転倒して骨折するリスクは女性のほうが3〜4倍高いことがわかっています。

なぜ女性のほうが骨折するリスクが高いのでしょうか？

それは、女性はもともと体を支える筋肉や骨の量が男性よりも少ないことが大

図3　世代別筋肉率の平均

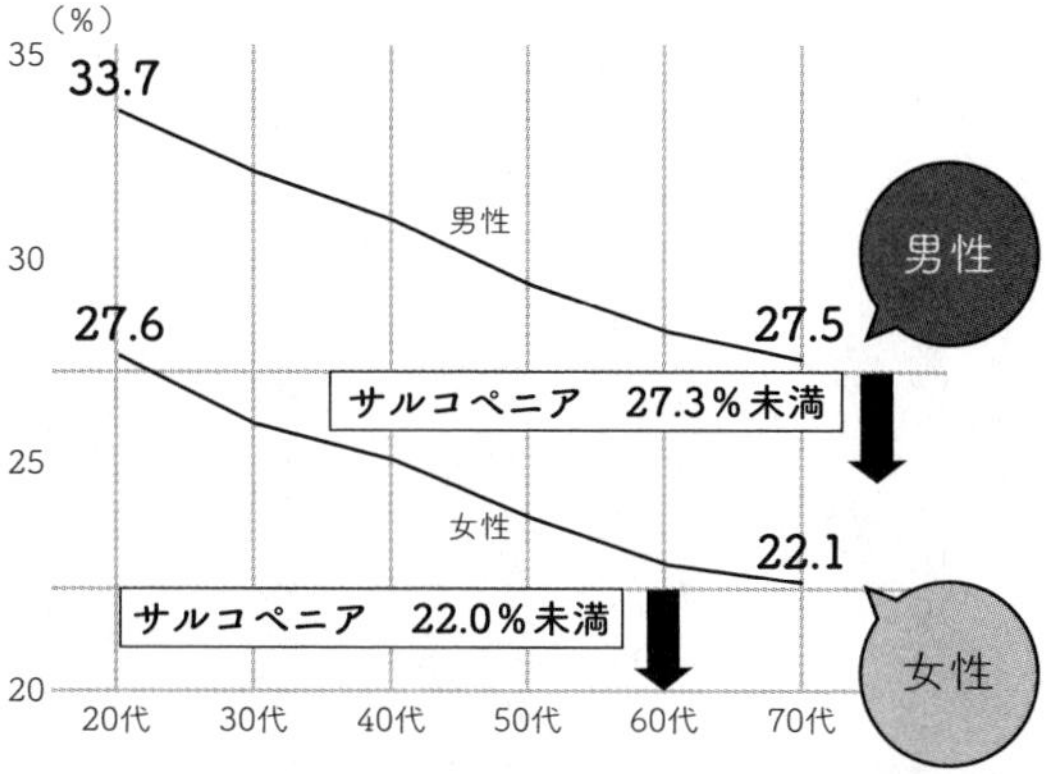

筑波大学久野研究室　2012

きな理由です。1万403人の方の筋肉率を調べた私どもの研究から作成した「世代別筋肉率の平均」の図をご覧ください（上図）。

20代の男女の筋肉率はそれぞれ33・7%と27・6%。それが年を重ねるとともに徐々に下がっていくことがわかると思います。

骨粗しょう症の怖さについて

この研究では、男性で27・3%未満、女性で22・0未満の場合をサルコペニアとしています。それに該当する年齢を見てみると、女性は60代、男性は70代です。筋肉率の低下から見えてくるのは、女性のほうが体への影響が早く出やすいということです。

これに女性の更年期が重なり、閉経後は女性ホルモンの分泌が低下するために、骨の強度の指標となる骨密度も低下し、「骨粗しょう症」になりやすくなります。骨の劣化ですね。

骨粗しょう症の怖さは、つまずいた弾みに手やひじを軽くついたり、くしゃみをしたりなどのわずかな衝撃でも骨が折れてしまうことです。

そんな状態で転倒すれば、骨折しやすいのは当然のことです。転倒・骨折をきっかけに、寝たきり状態になるリスクも高まります。

女性は平均寿命が長いので、寝たきりになってからの時間も長くなる傾向があり、骨折予防は切実な問題です。

実際に、厚生労働省「国民生活基礎調査」（平成25年）による、「介護が必要になった主な原因」をあげると、女性の場合は「認知症」に次いで「骨折」が多くなっています。

また、骨粗しょう症は閉経後の女性に多く、患者の8割は女性が占めているといわれています。

しかし、**男性であっても他人ごとではありません。**女性より遅れること10～15年ぐらいで発症しやすくなるからです。

骨の問題でやっかいなのは、骨密度は一度ピークに達すると元には戻らないことです。20代でピークを迎え、その後は40代まで維持されますが、閉経前後から徐々に低下していきます。筋肉は何歳になってもトレーニングによって増やすことができますが、一度減ってしまった骨密度は、残念ながら増やすことはできません。ですから、若いうちにしっかりと骨密度を高めて、ピークを高くしておくことが大切になります。

「じゃあ、もう手遅れかしら」とあきらめるのは早計です。**いくつになってもできることは、骨密度の減少のスピードを緩やかにすることです。そこで重要になってくるのが、骨を強くする食事と、筋トレと有酸素運動を組み合わせた「筋活」です。**

骨を強くするのは「力学的ストレス」

筋トレがなぜ骨を丈夫にするのか。そのメカニズムをご説明する前に、骨を丈夫にするためにはどんなことが必要かを考えてみましょう。

骨を丈夫にするために必要な栄養素というと、真っ先に浮かぶのがカルシウムです。でも、カルシウムだけをたくさん摂取しても骨は強くならないのです。**カルシウムの吸収を助けるビタミンDやビタミンKなどを含む食事を積極的に摂ることが大切です。**

そのうえで**骨に「力学的ストレス」をかける**ことが重要です。骨に負荷がかかっていると、骨はその力に耐えようとして、強く丈夫になっていきます。

意外に思うかもしれませんが、力学的ストレスの代表は、あなた自身の「体重」です。

じつは、太っている人の骨は、やせている人の骨よりも強いことが知られています。この差は、骨にかかる負荷の違いから生じています。

つまり、骨を強くすることだけを考えれば、体重を増やせばいいということになります。体重が重いほど、骨に力学的ストレスをかけることができるのです。

ただそれでは、メタボや肥満による生活習慣病の発症につながるので、おすすめはできません。

体重を増やすこと以外に、骨に力学的ストレスをかける方法――その方法こそが「筋トレ＋有酸素運動」なのです。

まず、骨に負荷をかける方法としてウォーキングやジョギング、水中ウォークなどの有酸素運動を行ないましょう。

ただし、同じ有酸素運動でも自転車やエアロバイクでのトレーニングは骨粗しょう症予防にはおすすめできません。

というのも、太ももなどの筋肉は鍛えることができても、負荷がかからないために、骨の強化にはならないのです。

宇宙飛行士の職業病は何か、ご存じですか？　「骨粗しょう症」です。無重力空間では体にまったく負荷がかからないために、長い時間宇宙に滞在すると、骨粗しょう症になってしまうというわけです。宇宙飛行士ほどではありませんが、自転車に乗って速さを競うロードレーサーたちも、骨に負荷がかからないために骨粗しょう症になりやすいそうです。骨粗しょう症を防ぐために、プロの選手たちはオフシーズンはもっぱらウォーキングをしているのです。

骨粗しょう症を防ぐには、とくに下半身の筋肉を鍛えることが最も効果的なのです。とくに太ももの筋肉量を維持・増加させることで、骨に負荷をかけ続け、骨密度の減少を緩やかにできるというわけです。

女性こそ、早めの「筋活」を!

前述したように筋肉量は30代前半をピークに、40歳以降は年間1％ずつ右肩下がりに減り続けます。

筋肉量の低下をそのまま放置していれば、やがて骨の劣化を招き、男女ともに骨粗しょう症になりやすくなります。とくに女性の場合は閉経を迎えると、骨密度の低下はさらに加速していきます。

こうしたことを踏まえて、私は女性のみなさんに、二つのことを大切にしてほしいと考えています。

一つは、**やせすぎないこと**。ムリなダイエットをして体重を減らしてしまうと、筋肉量が低下するばかりか、強度を保つのに必要なたんぱく質をはじめ、ビタミン、ミネラルなどが不足するために骨密度のピークを十分に高めることができず、骨がもろくなるリスクを高めてしまいます。

また、無理なダイエットを繰り返せば、筋肉が減少する「サルコペニア肥満」にもなりやすくなります。

そしてもう一つは、**筋トレを習慣にすること**です。筋トレを続けていけば筋肉量が維持できて、骨密度のほか基礎代謝の低下を防ぐことができます。

筋トレを習慣にしていけば、閉経後に骨がもろくなるリスクに備えられるだけでなく、太りにくくなるという美容的なメリットも得られます。

女性特有のリスクにどう備えるか

ある女性の話です。婦人科系の病気を患い、治療の結果、閉経を早く迎えることになりました。「早い年齢で閉経するのは、女性を卒業するみたいでショックでした」という彼女は、主治医から「変えられない現実を悲しむよりも、いい面に目を向けるように」とアドバイスされたそうです。

「閉経を早く迎えたことで、骨密度が低下するリスクがあることを早く知ることができ、予防策も早めに打つことができる」と、前向きに考えた彼女はさっそく、骨を弱くしないために、筋トレを習慣的に行なうようになりました。

結果的には、なんの問題意識も持たずに過ごした場合よりも、筋力や骨密度が維持できて、疲れたり、太ったり、転んだりしにくい体をつくることができたと考えられます。

なにも婦人科系の疾患やトラブルを抱えている方々ばかりではなく、**女性なら**

誰でも閉経を迎え骨密度が低下するわけですから、将来に備えて筋トレ＋ウォーキングの「筋活」を実践すべきだと思います。

日本人の平均寿命は男女ともに80歳を超えているものの、健康寿命とは10年前後の開きがあります。この期間は要介護や寝たきりの状態で過ごす可能性が高まりますし、女性のほうが長いのです。ぜひ、いまから筋活を習慣にして、70代、80代になっても健康で生き生きと過ごしていただきたいと願っています。

「老化は足から」

体のなかで最も早く老化が現れる箇所はどこか知っていますか？

古くから「老化は足から」ということわざがあるように、男女とも40代ごろから足の衰えを感じるようになるといわれています。

加齢とともに筋肉量が減少することを「サルコペニア」だといいましたが、もう少し詳しく説明すると、「加齢によって筋肉量が減少することで、握力や脚力など全身の筋力低下」が起こることです。

自分がサルコペニアかどうかは、歩くスピードで判断できます。

いったいどれぐらいの速度かというと、「歩行速度が1m／秒未満」の場合が**危険ゾーンです。歩行速度1m／秒未満とは具体的には、横断歩道を青信号のうちに渡り切ることのできる速度だといわれています。**

速足で歩いても意味がありません。信号が青になったら、横断歩道をいつもあなたが歩く速度で歩いてみてください。途中、信号が点滅することなく渡りきったら大丈夫です。

万一、信号が点滅したり、赤信号に変わったら、歩くスピードが遅くなっていて、「サルコペニア」の可能性が高まります。

普段の生活のなかで、最近、歩くスピードが遅くなったかなと思ったら、いますぐ「筋活」を始めることをおすすめします。

なぜなら、筋肉はいくつになっても鍛えることができ、若返りが期待できるアンチエイジングの器官だからです。

二つの筋線維をバランスよく強化する

筋肉を構成している「筋線維」は2種類あり、それぞれ「速筋」「遅筋」と呼ばれていることは前にも述べましたね。

重要なポイントなので、ここであらためて触れておきます。

体の動きには、一回の収縮で最大の力を発揮することのできる「筋力」と運動を持続するために繰り返し筋肉が収縮することのできる「筋持久力」とが必要です。筋力は一回に出すことのできる力は大きいけれども疲労しやすい速筋に関係しており、筋持久力は一回に出せる力は小さいけれども長く収縮し続けることのできる遅筋に関係しています。

年を取るとともに速筋の劣化が進んでしまうので、筋肉のバランスが崩れ、それが姿勢の悪さや歩行能力の低下にもつながってきます。この2種類の筋肉のバランスを保つために、それぞれの筋肉に合った鍛え方が重要です。

つまり、筋力＝速筋を鍛えるためには、負荷をかけて繰り返し行なう筋トレが適しています。トレーニングによって筋線維が傷つき修復・再生する過程で元の筋肉より太くなるので、繰り返し行なうことで徐々に筋肉が大きくなり力を発揮できるようになります。

筋持久力＝遅筋を鍛えるためには、有酸素運動が適しています。酸素を取り込んで筋肉を働かせる有酸素運動によって、遅筋の周囲の毛細血管の酸素を供給できる力を高めることで、持久力が高まるのです。

このように速筋と遅筋の両方を鍛える「筋活」が重要になってきます。

「抗重力筋」を鍛えて体を強くする

筋肉は関節や骨格を動かす役割を担っているほかにも、重要な働きをしています。

たとえば、「重力に抗《あらが》って姿勢を保つこと」「筋収縮を行なうことによってエネルギーをつくり出すこと」「内臓を保護すること」などです。
とくに重力に抗って姿勢を保つために働く筋肉は「抗重力筋《こうじゅうりょくきん》」と呼ばれ、体幹の筋肉である腹筋・背筋と下肢の筋肉である臀筋《でんきん》（お尻）・大腿四頭筋《だいたいしとうきん》（太もも）・下腿三頭筋《かたいさんとうきん》（ふくらはぎ）などがあります。

加齢による筋力低下は、上半身より太ももやふくらはぎなどの下半身のほうが顕著です。**日常生活を送るための基本となる「歩行能力」「立位機能」などを保つためにも、抗重力筋を鍛えることはとても有効なのです。**

また、私たちが体を動かすとき、その動きを行なうために主に働く筋肉は「主動筋《しゅどうきん》」と呼ばれ、主動筋と反対の動きをする筋肉は「拮抗筋《きっこうきん》」と呼ばれます。

たとえば、ひざを伸ばす動きを行なう主動筋は大腿四頭筋であり、拮抗筋はひざを曲げる筋肉であるハムストリングスです。

主動筋、拮抗筋のどちらの筋力が低下してもバランスが崩れて運動の機能低下をもたらすので、運動や動作に関わる筋肉をバランスよく鍛えることが重要になります。

腰やひざの痛みも筋肉減少が原因だった！

年を重ねると、腰や股関節、ひざといった下半身に痛みが出て、日常生活に支障が出ることが多いようです。痛みのために体を動かしたり、外へ出たりするのがおっくうになり、自宅にひきこもるようになります。

そうなると体を動かすことが極端に少なくなるので、体重増↓不活動↓筋肉量がますます減少↓ひざや腰への負担が増える↓ロコモ↓転倒・骨折↓「寝たきり本線」まっしぐらと、負のスパイラルに陥るのです。

なぜ、筋肉量の減少が腰痛やひざ痛の原因になるのでしょうか？

私たちが立ったり、座ったり、歩いたり、走ったりといった動作をするときに、ひざの関節には大きな負荷がかかります。その関節の上に発達しているのが「大腿四頭筋」です。

大腿四頭筋とは、大腿（太もも）の前面に位置する四つの筋群のことで、「大腿直筋《ちょっきん》」「内側広筋《ないそくこうきん》」「外側広筋《がいそくこうきん》」「中間広筋《ちゅうかんこうきん》」の四つの筋肉のことをいいます。この大腿四頭筋の働きによって、ひざ関節の伸展がなめらかにできるようになっています。

この**大腿四頭筋の筋肉量が低下してくると、ひざ関節にかかる負担が徐々に増えていきます。**とくに、太ももの内側の筋肉の「内側広筋」が衰えると、ひざ関節の内側ばかりに重みがかかるようになり、内側の軟骨がすり減ってくるようになります。さらに軟骨の摩耗が進むとだんだん関節内で骨と骨がぶつかり合うようになり、それがひざ痛となって現れるのです。

一方、腰は文字どおり体の「要」です。腰を支えている筋肉は、大腰筋《だいようきん》、腹筋、背筋です。これらの筋肉が減ってくると、体の支柱である背骨を支える力が低下してきます。

背骨は、1本の長い骨ではなく、一つひとつは短い椎骨《ついこつ》と呼ばれる骨24個が連なっています。上から7個の頚椎《けいつい》、12個の胸椎《きょうつい》、5個の腰椎《ようつい》で構成されています。

その背骨はゆるいS字状のカーブを描き、骨と骨の間には軟骨のようなものでできた椎間板《ついかんばん》がクッションの役割を果たすため、立つ・座るという動作のときに体の重さを支えたり、上半身を前後左右に曲げたり伸ばしたりすることができるのです。

ところが、背骨を支える筋肉量が減ってくることで、背中が曲がり、前かがみの姿勢になるので、見た目年齢が老けて見えるばかりではなく、腰椎に大きな負担がかかるようになります。

腰椎のなかでとくに負担がかかるのが椎間板です。この椎間板が疲弊することで、椎間板ヘルニアなどの腰痛の症状が現れてくるのです。このように筋力低下による姿勢の崩れが、腰椎の椎間板を弱らせ腰に痛みをもたらしているのです。

筋肉は体を支える〝コルセット〟

筋力低下が腰やひざの痛みの原因になることは、おわかりいただけたでしょうか。

筋肉には骨と骨をつなぎ、私たちの体を自由に動かす役割がありますが、もう一つ、重要な役割があると私は思っています。それが、**体を支える「コルセット」のような働き**です。コルセットがしっかりしていると、私たちは背筋がピンとまっすぐ伸びた正しい姿勢を保つことができるのです。

正しい姿勢を保つことは、見た目年齢にも影響します。

背中が曲がった人と、背筋がピンとまっすぐ伸びた人。一目瞭然ですね。しかも、正しい姿勢を保つことは、内臓の働きを正常に保つことでもあるのです。

私たちの体は、どこか一カ所でも弱ったところがあると、その箇所の働きをカバーし、バランスを取ろうとします。偏った姿勢が長年続くと、筋肉のバランスが崩れ、体がゆがんできます。その代表が骨盤のゆがみですね。**骨盤を支える筋肉がゆがむことで、全身の症状となって現れるのです。**

骨格のゆがみは、筋肉の衰えから始まります。骨を守るコルセットとしての筋肉の働きを見直し、正しい筋トレを行なうことでひざの痛みや腰痛を改善することができるのです。

「大きな筋肉」ベスト3とは？

これまで見てきたように、筋肉を衰えさせてしまうことでたくさんのトラブルが起こります。なかでも気をつけなければならないのが「転倒・骨折」です。とくに高齢になってからの骨折は寝たきりの引き金になることが多いのです。

また、**骨折をきっかけに寝たきりになることで、認知症が進んでしまうことも少なくない**のです。年を取ってからの転倒や骨折を防ぐためには、どの筋肉をつけておけばいいのでしょうか。あるいは、転倒・骨折を予防するため、いまのうちから鍛えておくべき筋肉とは、どんな筋肉でしょうか。

まずみなさんに知っておいてほしいのは、筋肉の衰えにも順番があるということ。**「大きな筋肉」から順に衰える**ということがわかっています。組織が大きいと、それだけ衰えやすいというわけです。

しかも、大きな筋肉のほとんどは、歩いたり、座ったり、立ち上がるといった日常動作を行なう上で、とても重要な役割を担っています。私たちの体のなかで大きな筋肉ベスト3を挙げると、次のようになります。

1位　大腿四頭筋（太ももの前側）
2位　大臀筋（お尻）
3位　ハムストリングス（太ももの裏側）

つまり、太ももとお尻ということになりますね。こうした筋肉の割合が減ってくると、体を支える力が弱くなり、正しい姿勢を維持できなくなったり、歩けなくなったりしてしまうこともありえるのです。

ですから、効率的に筋肉を鍛えるために「大きな減りやすい筋肉」を優先し、できるだけ減らさないようにする必要があるわけです。

こうしたことを踏まえ、先々転倒・骨折のリスクを避けるためにも鍛えておきたい筋肉を挙げてみましょう。

①大腰筋（43ページ参照）

この筋肉は体の奥底にあるインナーマッスルで、背骨と大腿骨をつないでいます。体の上半身と下半身をつないでいるとても重要な筋肉です。上体をまっすぐに保っていられるのも、足を上げたり、前へ踏み出して歩けたりするのもこの筋肉がしっかりしていることが前提となります。大腰筋は、私たちが二足歩行を行なう上でもっとも重要な筋肉なのです。

この筋肉を減らしたり弱らせたりしてしまうと、歩けなくなったり、寝たきりになったりしてしまうリスクが高まります。

②太ももの筋肉（大腿四頭筋・ハムストリングス）

太ももの前側にある大腿四頭筋は、私たちの体のなかで最も大きくて分厚い筋肉です。「大きな筋肉ほど量が減りやすい」と述べたように、大腿四頭筋は「落ちやすい筋肉」の筆頭なのです。

また、太ももの裏側のハムストリングスも大腿四頭筋と同じように減少しやすい筋肉。事実、太ももの断面積は80歳になると、30歳時の3分の1に減ってしまうことがわかっています。歩行、階段ののぼり下り、立ったり座ったりといった日常動作をスムーズに行なうためには、太ももの前と後ろの筋肉がしっかり上半身の重みを受け止める必要があります。これらの筋肉が落ちてくると、歩行が不安定になり、ひざ痛などの痛みを引き起こす原因になります。

③お尻の筋肉（大臀筋・中臀筋・小臀筋）

一口にお尻といっても、「大臀筋」「中臀筋」「小臀筋」と呼ばれる三つの筋肉群や、背骨につながる抗重力筋のことを指します。これらの筋肉は骨盤を支える重要な筋肉。座っている時間が長いと、衰えるのも早いといわれています。

最近、「美尻」がブームになっています。美しいヒップラインを保つことは、美容の面だけでなく、健康面でも重要です。というのも「骨盤のゆがみ」は、このお尻の筋肉量が減ることで起こりますし、腰痛の原因にもなります。

④ふくらはぎ（下腿三頭筋）

ふくらはぎの筋肉（下腿三頭筋）は、血液や疲労物質を上半身に戻すポンプの役割をしています。また、歩行時の蹴り出す力を生み出しているのもこの筋肉。歩行速度を維持するのにも重要な役割を担っています。逆にいうと、この筋肉が衰えると、歩行速度が遅くなったり、すり足のように不安定な歩く姿になったりしてきます。

健康寿命を延ばすには、運動・食事・社会参加

健康長寿を延ばすためには、「運動」と「食事」に加えてもう一つ、大切な要素があります。みなさんはわかりますか？

健康三原則なら「休養」が加わりますが、私は休養より「社会参加」のほうが重要だと思っています。つまり、**「運動」「食事」「社会参加」**が長生きの三原則

です。この社会参加は、「自分の所属するコミュニティでなんらかの役割を担ったり、人との交流を持ったりすること」といい換えることができます。

人生100年時代といいますが、あなたは残された時間について考えたことがありますか？

30代、40代の働き盛りの方々にはあまりピンとこないかもしれません。でも、私のように50代になるとそろそろ先が気になってきます。そこで、「自分に残された時間はどれぐらいだろう」と薄ぼんやりと思うようになります。

いまや女性は、2人に1人が90歳まで生きられるそうです。本当にリタイア後の人生が長くなりましたね。

その長い期間に、配偶者に先立たれるなどして、1人で暮らすようになる人も増えてきます。そうなったときに、**自分の住むコミュニティに積極的な関わりを持っているかどうかが健康寿命に大きな影響を及ぼす**のです。

「筋活」で、とくに下半身の筋力を維持・強化していけば、高齢になっても活動的な生活を送れるということは、これまでにお話ししてきました。

自宅にひきこもりがちな生活になれば、外に出て体を動かしたり、人と会って話をしたりする機会が少なくなり、うつ傾向が強まります。運動不足は認知症の大きな要因だと述べましたが、うつはそれ以上に強力な認知症のリスク因子だということも、さまざまな研究から示唆されています。

こうした悪循環は社会参加の機会がないと、さらに拍車がかかっていきます。元気に仕事をしているうちは、そこまで切実に社会参加の必要性について考えないかもしれません。

「定年退職で会社を離れたとしても、職場の同僚や学生時代の仲間とのつき合いは続くから大丈夫」と思う方も多いかもしれません。リタイア後の人生が10年ぐらいなら別に問題はないかもしれませんが、**60歳からの人生が30年以上続くとどうなるか、想像してください。**

だんだんと足腰が弱くなり、大病を患ったり、以前のような生活を送るのが難しくなります。年を取ればとるほど、人づき合いが難しくなっていくのです。

現時点で家族と暮らしている方でも、子どもはいつか独立しますし、配偶者に先立たれて、ひとり暮らしになる可能性があります。そうなってからいざ地域のコミュニティに参加しようと思っても、そう簡単にはいきません。

女性の場合は比較的、社交的で初対面の人とでも打ち解けて話せる人が多い印象がありますが、男性が高齢になってから地域のコミュニティに参加しようとした場合、なかなかなじめない方が多いという話をよく聞きます。

健康長寿に大切な三つの要素のうち、運動と食事の習慣は、本人の意思次第で変えていくことができます。

しかし、社会参加については、本人の意思だけでなく、地域や社会全体で考えていく必要があると思っています。

日本人の健康寿命の秘訣「ＩＫＩＧＡＩ」

いまや欧米では、日本人の健康長寿の秘訣は「ＩＫＩＧＡＩ（生きがい）」にあると注目されています。生きがいとは、自分の好きなことや得意なこと、対価を得るに値すること、そして、社会に必要とされることが重なり合うものと考えられています。

しかし、英語にはこの概念に相当する言葉がないため、「OMOTENASHI（おもてなし）」や「MOTTAINAI（もったいない）」などと同様に、日本語のまま「IKIGAI」として広まっているのです。

私は「元気な100歳」を実現させるには、運動、食事、社会参加の三つの要素に加えて、この生きがいも重要な要素だと考えています。

現在は仕事が生きがいだという人も、地域のコミュニティに参加するうち、新たな生きがいを見いだせるかもしれません。読書や音楽鑑賞など、1人で楽しめる趣味のある人でも、同じ趣味を持つ人が集まるサークルに参加してみると、地域や社会と関わりを持つきっかけになるのではないでしょうか。

私が最もおすすめする「生きがい」は、ボランティア活動です。スーパーボランティアの尾畠春夫さん（80歳）。2018年8月、山口県で行方不明になっていた2歳の男の子を発見して、一躍時の人になりました。

65歳で自分が経営していた魚屋を畳んだあとは、ボランティアに身を捧げる人生を歩んでいます。彼がボランティアをするきっかけとなったのが、四国遍路のとき、見も知らない人に接待で親切にされたこと。「何かお礼を」という尾畠さんに、「お礼などはいらない」という地元の人の無償の精神に感銘を受け、体が健康で、車の運転ができる限りは、被災地に行ってボランティアをしていこうと決意したそうです。

そして、中越地震、東日本大震災、熊本地震など、災害があればどこにでも駆けつけ、ボランティアに汗を流す日々。被災者に迷惑をかけないように車で寝泊まりをして食料も持参しています。

尾畠さんの笑顔に勇気づけられ、元気をもらった被災者の方々も多いのではないでしょうか。

誰もが尾畠さんのような活動をできるわけではありませんが、リタイア後の「生きがいのある人生」のお手本のようです。

よりよく生きるためには、健康は不可欠です。でも、健康は生きる目的ではな

く、手段であるべきです。健康な体で生きがいのある生活を送ることができれば、よりよい人生になるはずです。

その前提となるのが健康な体づくり、つまり、「筋活」でいつまでも元気に動ける体をつくることだと思うのです。

次章では誰にでもすぐできる「下半身を鍛える」具体的な方法を紹介します。

さあ、一緒に健康寿命を延ばす体づくりを始めましょう。

第4章

〈実践〉一生動ける体をつくる筋トレ法

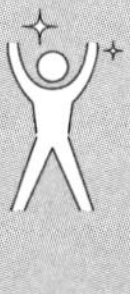

「筋活」で「10歳若返り」も難しくない！

前章まで「人生100年」といわれるようにみんなが長生きできる時代だからこそ、筋肉の重要性が増しているとお話ししました。筋肉量の低下によって、要介護状態や寝たきりのリスクが高まります。

とくに30～50代の働き盛りに、「忙しいこと」を言い訳にして、あまり運動をしないで過ごしてしまう――。

すると、筋肉の量と質が低下し、メタボ、肥満をはじめ、糖尿病、動脈硬化といった生活習慣病にもなりやすくなります。

よく「運動は体にいい」といわれていますが、なぜ、運動をすると私たちは健康になれるのかわかりますか？

最近の研究によって、筋肉の働きが、脳からの命令によって体を自由に動かすこと以外に、がんや糖尿病を予防し、脳を活性化させ認知機能を改善するなどの働きのある物質（ホルモン）を分泌させていることが明らかになってきました。

つまり、筋肉は最大の内分泌器官であるとわかってきたのです。

筋肉が分泌するホルモンを総称して「マイオカイン（myo：筋、kine：作動物質）」といい、現在では約30種類もあることが判明しています。

そのなかでもよく知られているのが、免疫細胞を活性化する働きのある「インターロイキン（ＩＬ－６）」や糖質を分解する働きのある「アディポネクチン」などです。

このほかにも、大腸がんのがん細胞をやっつける働きのあるホルモンや、アルツハイマー病の原因物質の一つ、アミロイドβを減少させる働きのあるホルモンなども見つかっています。

次々と明らかになる筋肉の秘めたるパワー、すごいと思いませんか？

とくに大腸がんのがん細胞を抑制するホルモンは、「運動が好きな人は大腸がんになりにくい」というデータから注目されるようになったそうです。大腸がんはいまや女性のがんの死因のトップ、男性の第3位というように、日本人に増えているがんです。

じつは、運動とがん予防効果については、厚生労働省の「健康づくりのための身体活動基準２０１３」では次のような運動量を推奨しています。

・18〜64歳　歩行または歩行と同等以上の運動を毎日60分行なうこと
・65歳以上　どんな動きでもいいので身体活動を毎日40分行なうこと（横になったままや座ったままはＮＧ）

繰り返しになりますが、筋肉は唯一のアンチエイジングの器官であり、いくつになっても鍛えればちゃんと応えてくれ、増やすことができます。

さらに、運動することで筋肉から私たちの体を健康にするホルモンが分泌され、肥満の解消をはじめ、生活習慣病やがん、認知症になるリスクを抑えてくれるのです。

このように筋肉は、若返りばかりではなく病気知らずの体をつくってくれる、いわば元気の源です。

いつまでも人生を楽しみたいと思っているなら、なおさら運動習慣が大切なのはおわかりですね。

私たちの体は、太ももやお尻など下半身に大きな筋肉が集中しています。ですから、**60歳から「筋活」では、とくに下半身を鍛えて筋肉の量や質をよくすることで、マイオカインの分泌量を増やし、「10歳若返る」ことも夢ではないのです。**

自分のいまの「体力レベル」を知ろう

運動の大切さ、わかっていただけたでしょうか。では、どんな運動をしたらいいのか――。

この章で具体的にお話ししたいと思いますが、その前に、あなたの「体力レベル」をチェックしましょう。

体力には個人差があります。私は、無酸素運動と有酸素運動、つまり「筋トレ」

と「ウォーキング」を組み合わせた運動をおすすめしていますが、筋トレもウォーキングも自分にとって最適な運動量を知ることは、ケガや事故防止の上でとても重要です。

とくに筋トレは、自分にとって低すぎる負荷では効果が期待できず、逆に高すぎると腰やひざに負担がかかり体を傷め、故障の原因になります。そうならないためにも、あなたの体力レベルをしっかり把握しましょう。

体力チェックは、次の三つの体操で行ないます。

❶片足立ち
❷片足靴下ばき
❸床からの立ち上がり

134ページからの図を見ながら、やってみましょう。

ただし、安全に行なうために次の三つに注意してください。

注意1 安全面を重視する

片足立ちや片足靴下ばきなどを行なうときは、バランスを崩して後ろに倒れそうになっても大丈夫なように、壁を上手に利用するといいでしょう。

注意2 体調が安定した状態のときに行なう

朝起きてすぐの体が硬いときや、ストレスや寝不足などで血圧が高めだったり、脈拍数が上がっていたりするときは行なわないこと。できるだけリラックスした状態のときに行なうようにしましょう。

注意3 無理をしない

あなたの現状をきちんと知るためのチェックです。ケガなどしないよう無理のない範囲で行ないましょう。

筋活

体力チェック1 ［片足立ち］

片足で何秒立っていられるかチェック

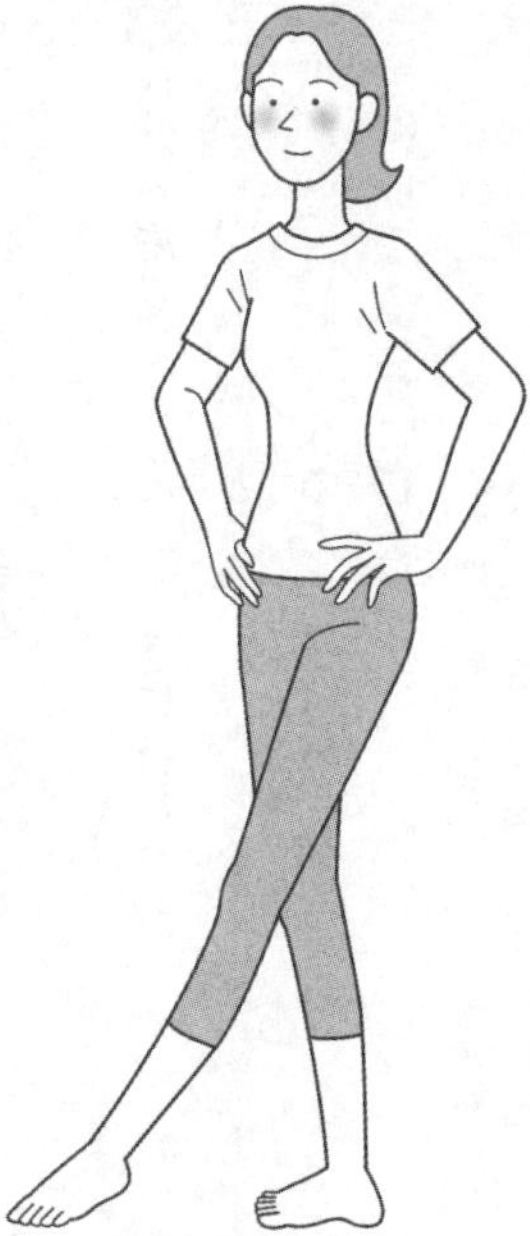

壁を背にまっすぐ立ち、両手を腰につける。
片足を床から15cm程度上げてキープする。

レベル1	両足ともに1分未満＝1点
レベル2	片足が1分未満＝2点
レベル3	両足とも1分以上＝3点

筋活

体力チェック2
［片足靴下ばき］

片足立ちで靴下をはけるかどうかチェック

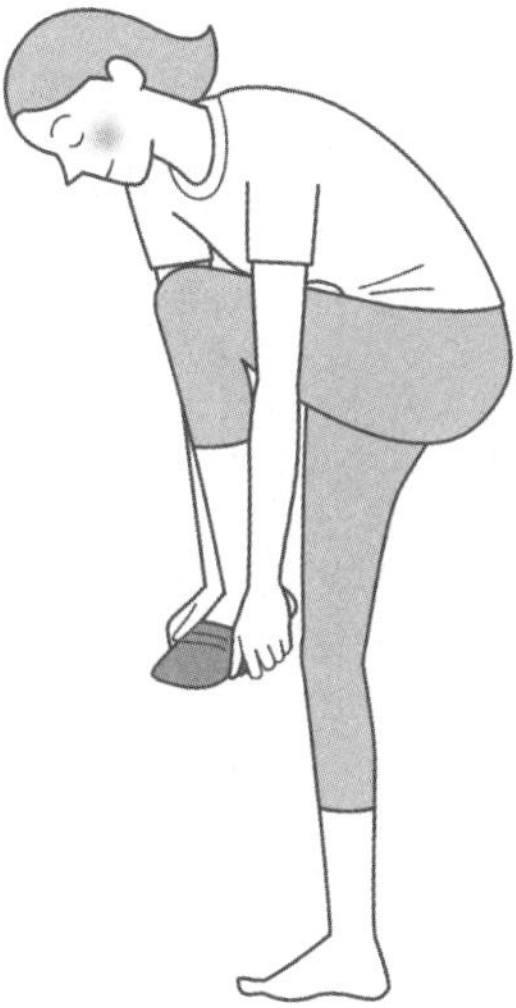

壁の脇で片足立ちになり、上げた足に靴下をはかせる。

レベル1	両足ともにはけない＝1点
レベル2	片足ははける＝2点
レベル3	両足ともにはける＝3点

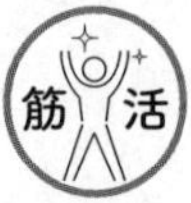

体力チェック3［床からの立ち上がり］

床に座った姿勢から、手を使わずに下半身とお腹の力で立ち上がれるかチェック

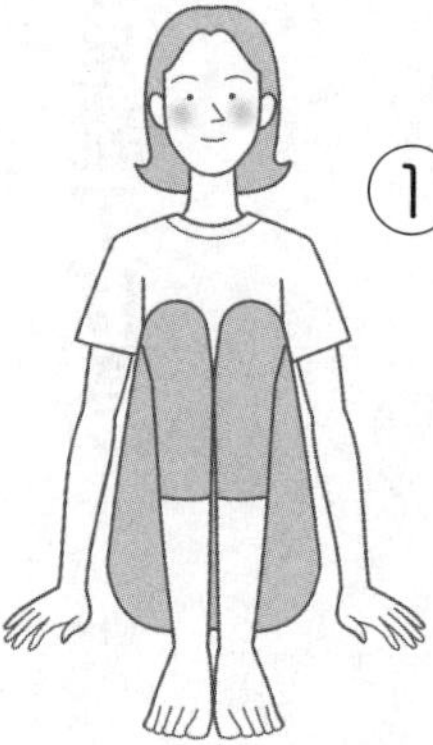

① 両手を床につき、腰を下ろして座る。
このとき、両足をそろえてひざを立てる。

② かかとをお尻に近づけ、両手を前に伸ばす。

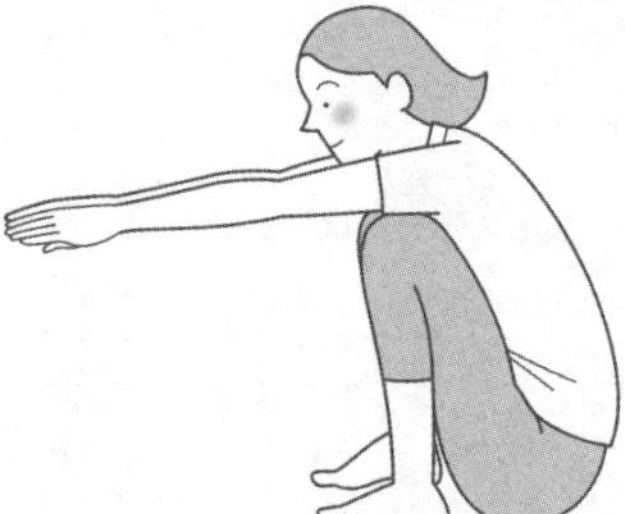

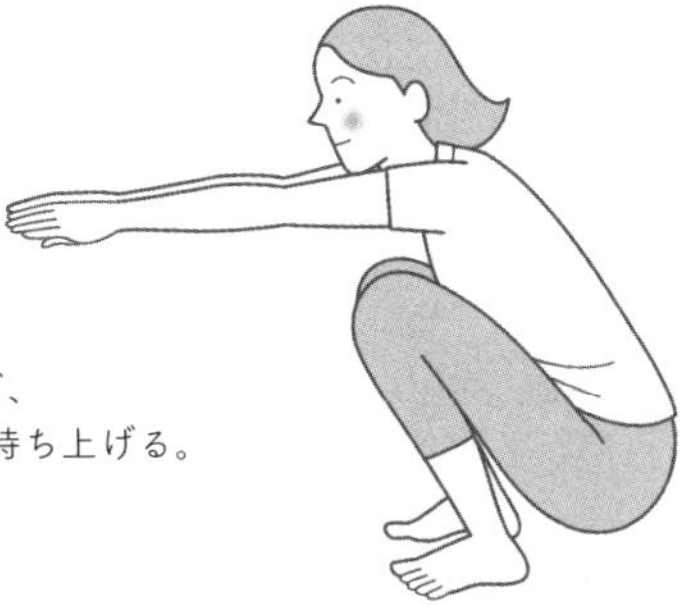

③ かかとは床から離さずに、
お尻と太もも、ふくらはぎ、
お腹に力を入れてお尻を持ち上げる。

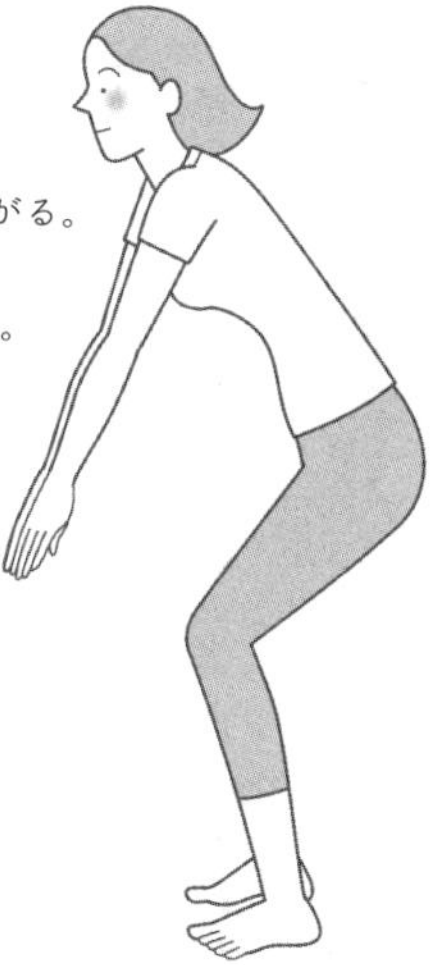

④ 両手を下ろしながら、ゆっくり立ち上がる。
立ち上がるのが難しい場合は、
足をクロスさせて立ち上がってもOK。

レベル1 足をクロスしても立ち上がれない＝１点

レベル2 足をクロスすると立ち上がれる＝２点

レベル3 足をクロスしなくても立ち上がれる＝３点

判定

❶〜❸の「体力レベルチェック体操」の結果は、いかがだったでしょうか。個人のレベルを判定するために、それぞれの体操のレベルを数値化しました。レベル1＝1点、レベル2＝2点、レベル3＝3点となります。判定は、❶〜❸の体操での点数を合計します。それが現時点での「体力レベル」になります。

○レベル1の人【トータル点数3点の人】

まずは筋肉量を増やすために、基本の筋トレとウォーキングを組み合わせた運動を習慣にしましょう。

○レベル2の人【トータル点数4〜8点の人】

もう少し筋力アップを目指しましょう。そのために、中程度の負荷をかけることが大切です。

○レベル3の人【トータル点数9点の人】

同年齢の人に比べ、体力が維持されています。とはいえ、油断は禁物。筋肉量を減らさないように、トレーニングに励みましょう。

筋トレの「優先順位」について

あなたの「体力レベル」をきちんと把握することができたでしょうか。

また、「元気な100歳」を実現するためには、鍛えておくといい筋肉を知っておくことが大切です。まずは大まかに、次の順に覚えてください。

1、下半身の筋肉⬇上半身の筋肉よりも加齢によって衰えやすいため
2、下半身のなかでも、股関節回り（大腰筋《だいようきん》〈43ページ参照〉とその周辺）の筋肉⬇転倒を予防するため
3、下半身のなかでも、太ももやお尻などの大きな筋肉⬇基礎代謝を維持・向上させるため

下半身の筋肉を鍛えることを優先させる理由は、何度もいいますが、私たちは大きな筋肉である下半身から衰えていくこと。

そして、60歳以降は、そのことが将来の寝たきりを招く転倒・骨折の原因になるからです。

下半身のなかでも股関節回り、つまり、大腰筋とその周辺の筋肉を鍛えることが大切なのは、大腰筋は姿勢の維持や太ももを引き上げるときに使われる筋肉で、寝たきり予防に重要な役割を果たすからです。

大腰筋は体の深いところにある筋肉（インナーマッスル）で、背骨と左右の大《だい》腿骨《たいこつ》をつないでいます。

いわば、私たちの体の大黒柱といえる筋肉です。

大腰筋だけをピンポイントで鍛えるのは難しいのですが、逆にいえば、大腰筋を意識した筋トレを行なえば、腹部やお尻、大腿部などの筋肉をトータルに鍛えることができるのです。

効率よく下半身を鍛える「基本の三つの筋トレ」

さらに、太ももなどの大きな筋肉を鍛える理由として、基礎代謝を維持・向上させるためです。

筋トレで速筋を鍛えると、エネルギーを生み出す工場、つまりミトコンドリアの数が増えて、生み出されるエネルギーの量も大きくなり基礎代謝が上がります。それには大きな筋肉を鍛えたほうが効率的なのです。

そこで、**衰えやすい下半身を鍛える「基本の三つの筋トレ」**をご紹介しましょう。

大腰筋を鍛える代表的な筋トレは、イスに座って行なう**「もも上げ」**です。「もも上げ」では、基本の姿勢からももを上げるときに、胸をひざに近づけるように上体をかがめると、腹筋も鍛えることができて、一石二鳥の効果を得ることができます。

また下半身の筋肉を鍛えるには、太ももの前側の筋肉（大腿四頭筋《だいたいしとうきん》）を意識した**「ひざ伸ばし」**が有効です。

「ひざ伸ばし」は、「もも上げ」と同じようにイスに座ってできますので、オフィスで仕事の合間や、自宅でテレビを見ながらでも行なえます。

股関節回り（大腰筋とその周辺）の筋肉は、みなさんにもおなじみの**「スクワット」**で鍛えていきます。

スクワットは、体の深部にある大腰筋をはじめ、太もも（大腿四頭筋、ハムストリングス）やお尻（大臀筋《だいでんきん》）などの筋肉をトータルに鍛えることができる優れたトレーニングです。また、スクワットに慣れてきたら、22～25ページで紹介した**「ピンク筋」を増やす二つのスクワット**にもぜひ挑戦してみてください。

これらの基本の筋トレに加えて、余裕のある方はふくらはぎの筋肉を強化できる**「かかと上げ」**も実践してほしいと思います。

ふくらはぎの筋肉は、下半身の血液を心臓に戻すポンプの役割を果たしているため、強化することで血流を促し、冷えの改善が期待できます。

レベル1の人 ⇨ 各1セット

レベル2の人 ⇨ 各2セット

レベル3の人 ⇨ 各3セット

※基本的に1セットは10回、あるいは左右10回ずつ

「基本の筋トレ」四つのポイント

大切なことは、自分の体力のレベルに応じた回数を行なうことです。ただし、その日の体調によっては回数を減らしても大丈夫。レベル別の目安は、上のとおりです。

どの筋トレも基本的に1セットは10回、あるいは左右10回ずつです。

基本の筋トレを行なう頻度は、最低週2日以上、おすすめは週5日です。

ただし、忙しいときや体調が悪いときは、無理せず休んでも大丈夫です。

好きな時間や仕事の合間の空いた時間を

利用して、1回にまとめてやってもいいし、数回に分けてやっても、どちらでもかまいません。

たとえば、オフィスでの休憩時間に「もも上げ」と「ひざ伸ばし」を行なって、帰宅してから「スクワット」を行なう――という具合です。

オフィスで「もも上げ」ができなかった日は、帰宅してから「スクワット」と「もも上げ」を行なうなど、工夫して実践してみてください。

また、筋トレを安全で効果的に行なうために、次の四つのポイントを守りましょう。

ポイント1 呼吸を止めない

呼吸を止めると血圧が上がるので要注意。「1、2、3」と声に出してカウントしながら行なうと自然に呼吸ができます。

ポイント2　ゆっくり動かす

一つひとつの動作をゆっくりていねいに行なうことで、目的の筋肉にしっかりと負荷を与えることができます。

ポイント3　強化する筋肉を意識する

各メニューで強化する筋肉を意識しながらトレーニングを行なうと、より効果的に鍛えることができます。

ポイント4　体調が悪いときは休む

絶対無理をしてはいけません。血圧が高い、心拍数が多い、寝不足、あるいは風邪気味など、体調がすぐれないときは休むようにしましょう。

筋活

基本の筋トレ1［もも上げ］

意識する筋肉▼▼大腰筋、腹筋

大腰筋＋腹筋を鍛える代表的な筋トレ

①

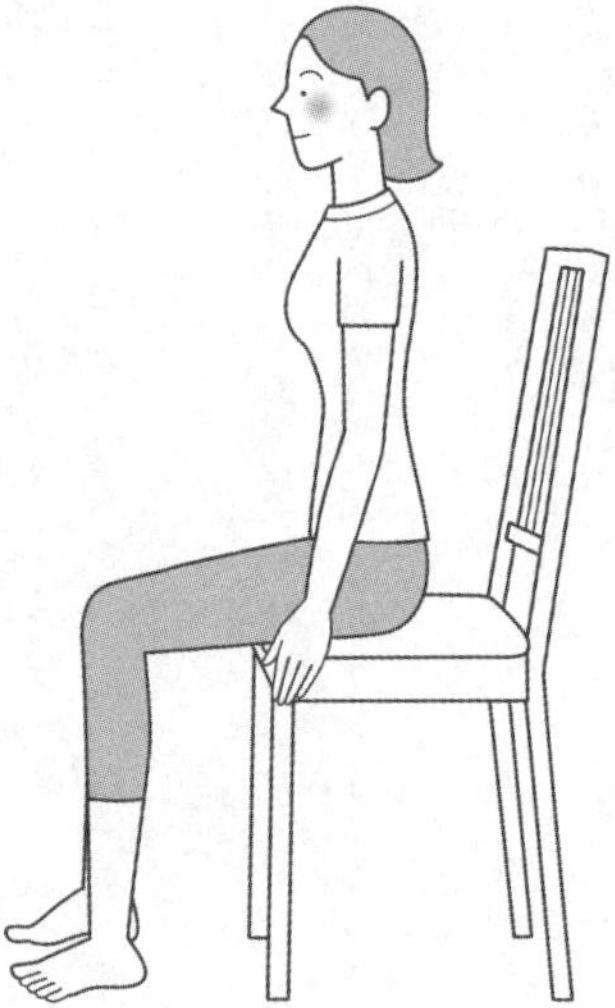

イスに浅く座り、両手はイスの座面前側を軽く押さえる。このとき、背筋を伸ばす。

②

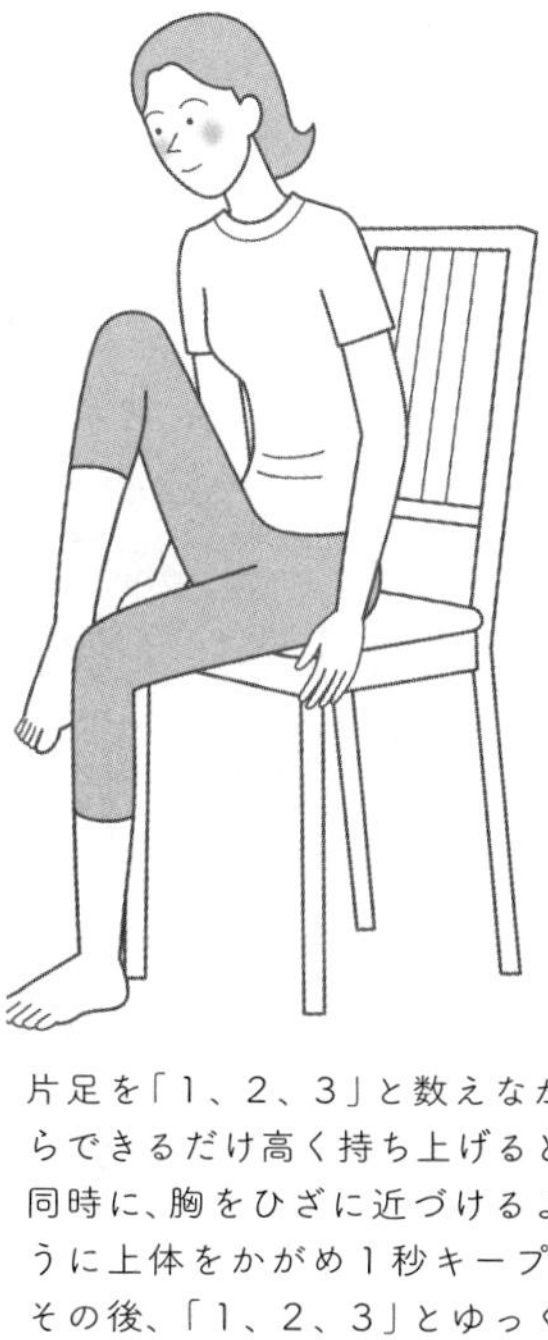

片足を「1、2、3」と数えながらできるだけ高く持ち上げると同時に、胸をひざに近づけるように上体をかがめ1秒キープ。その後、「1、2、3」とゆっくり上体と足を元に戻す。

③

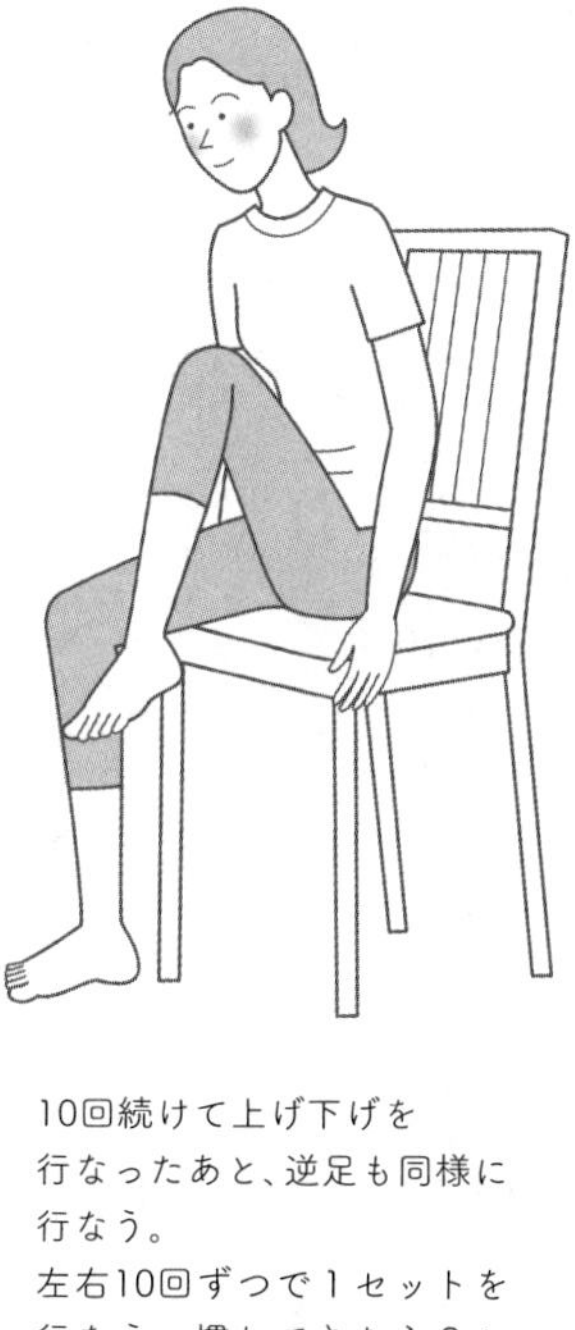

10回続けて上げ下げを行なったあと、逆足も同様に行なう。
左右10回ずつで1セットを行なう。慣れてきたら3セットを目標に。

筋活

基本の筋トレ2 ［ひざ伸ばし］

意識する筋肉▼▼太もも前側（大腿四頭筋）

衰えやすい「大腿四頭筋」を鍛える

①

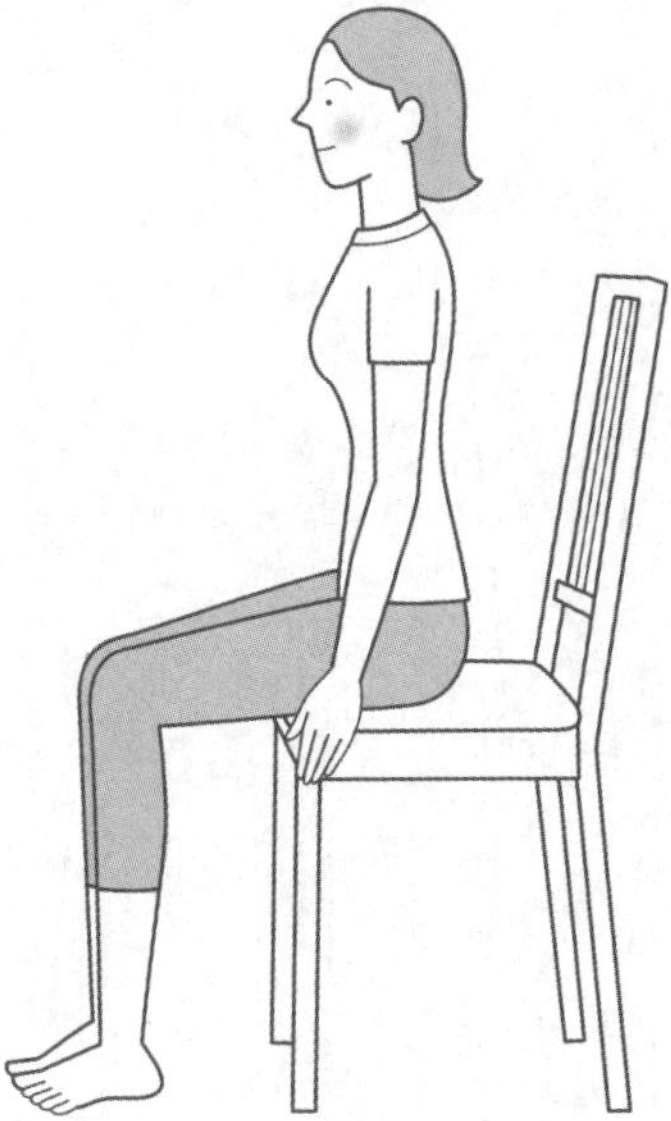

背筋をまっすぐに伸ばし、イスに浅く腰かける。
両手でイスの座面前側を軽く押さえ、姿勢を安定させる。

②

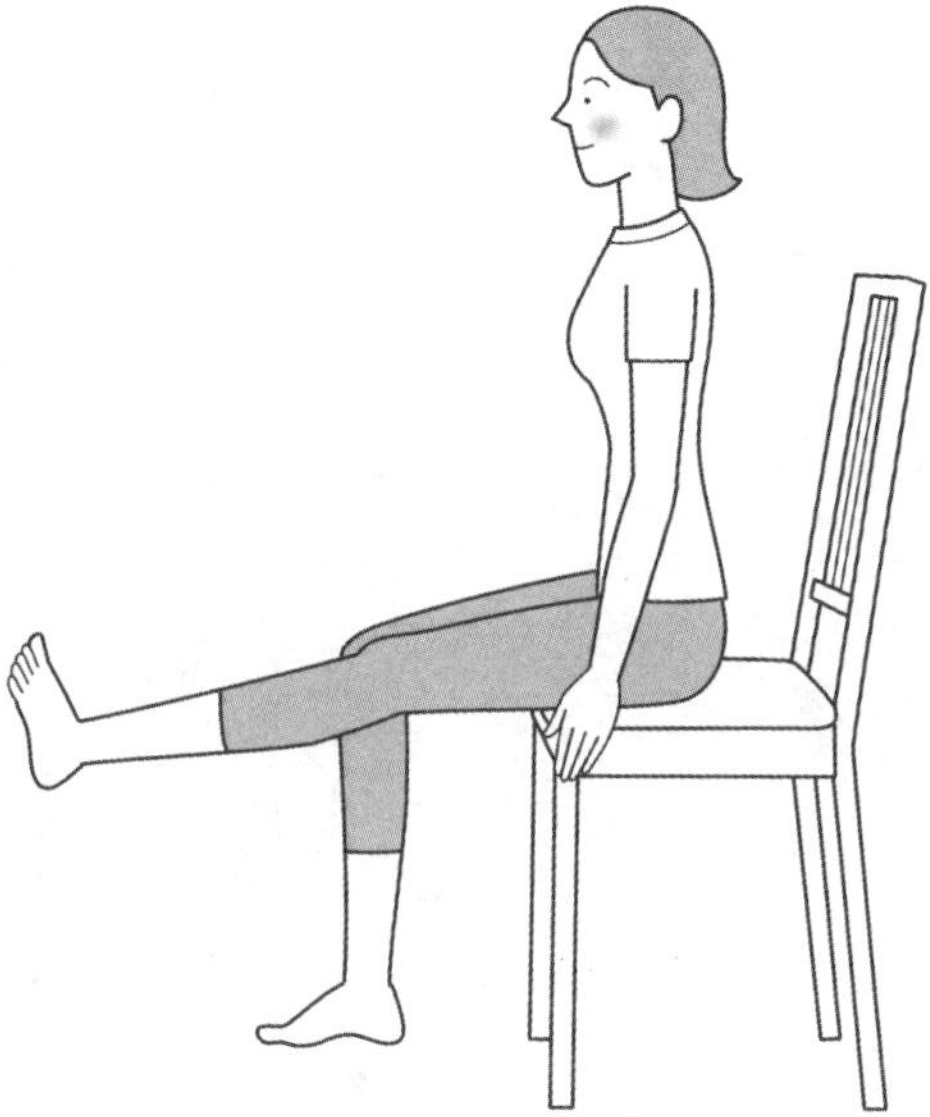

片足を「1、2、3」とゆっくり上に持ち上げる。このときつま先を立て、ひざはまっすぐにし、曲げないように注意する。1秒キープし、「1、2、3」とゆっくり足を下ろす。10回上げ下げを行なったあと、逆足も同様に行なう。
左右10回ずつで1セットを行なう。慣れてきたら3セットを目標に。

筋活

基本の筋トレ3［スクワット］

意識する筋肉▼▼

大腰筋、太もも前側（大腿四頭筋）、太もも後ろ側（ハムストリングス）、お尻（大臀筋）

下半身の筋肉をバランスよく鍛える

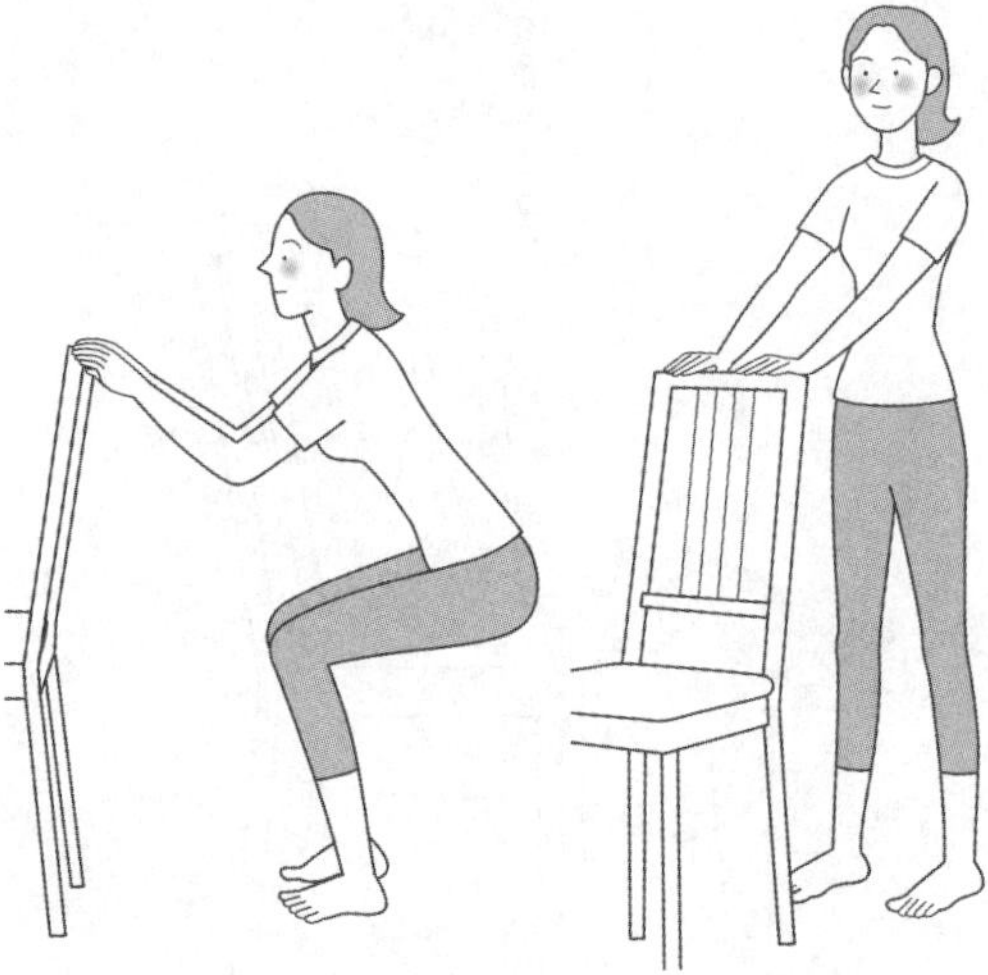

①

足を肩幅に開いて、イスの背を両手でつかむ。

②

ひざが90度に曲がるまで、「1、2、3」とゆっくり腰を下ろし、1秒キープ。このとき、腰を深く下ろすのが難しい場合は、曲がる角度でOK。「1、2、3」とゆっくり立ち上がり、元の姿勢に戻る。10回で1セットを行なう。慣れてきたら3セットを目標に。

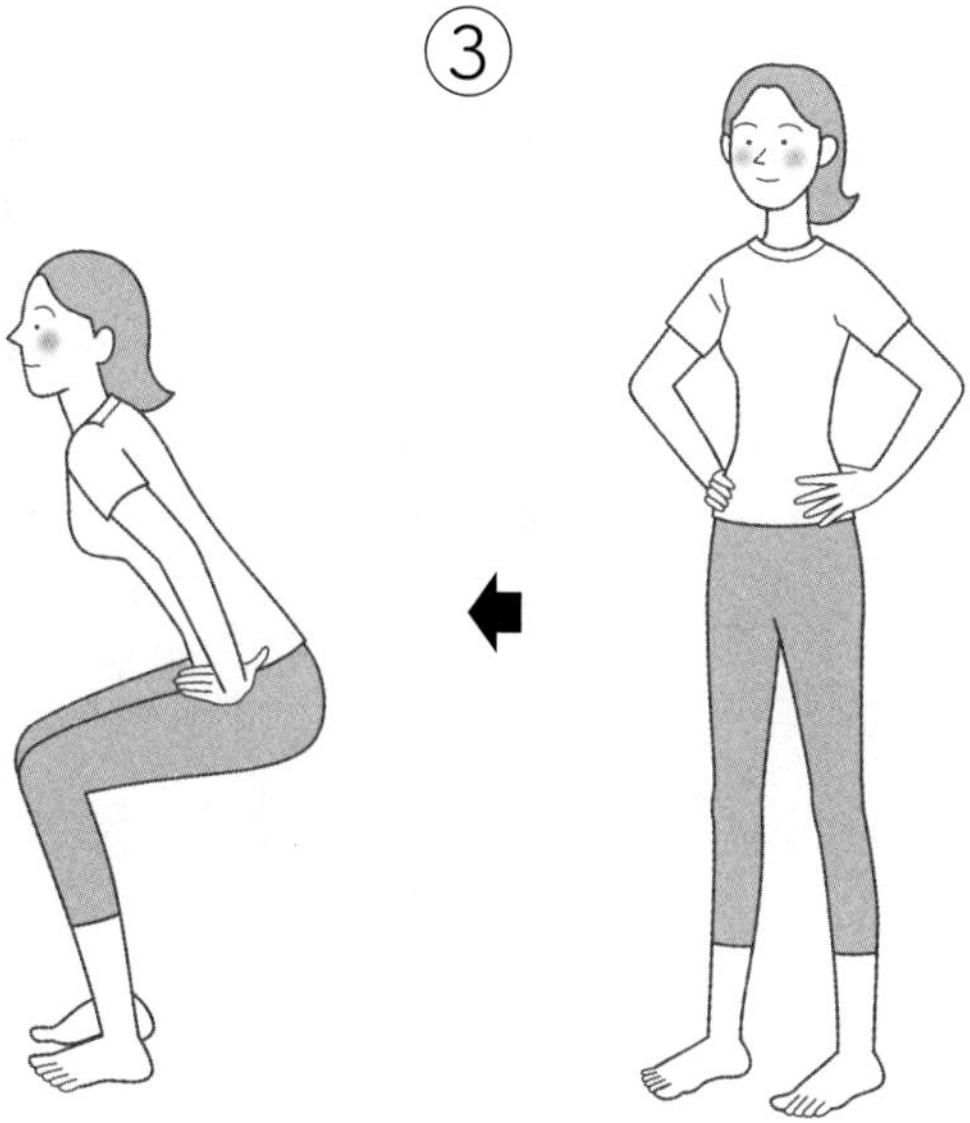

イスを使わずにスクワットを行なうと、より筋トレの効果が高まる。その場合、両手を腰に当てる。

全身の血行をよくする

筋活

プラスの筋トレ［かかと上げ］

意識する筋肉▼▼ふくらはぎ（下腿三頭筋）

①

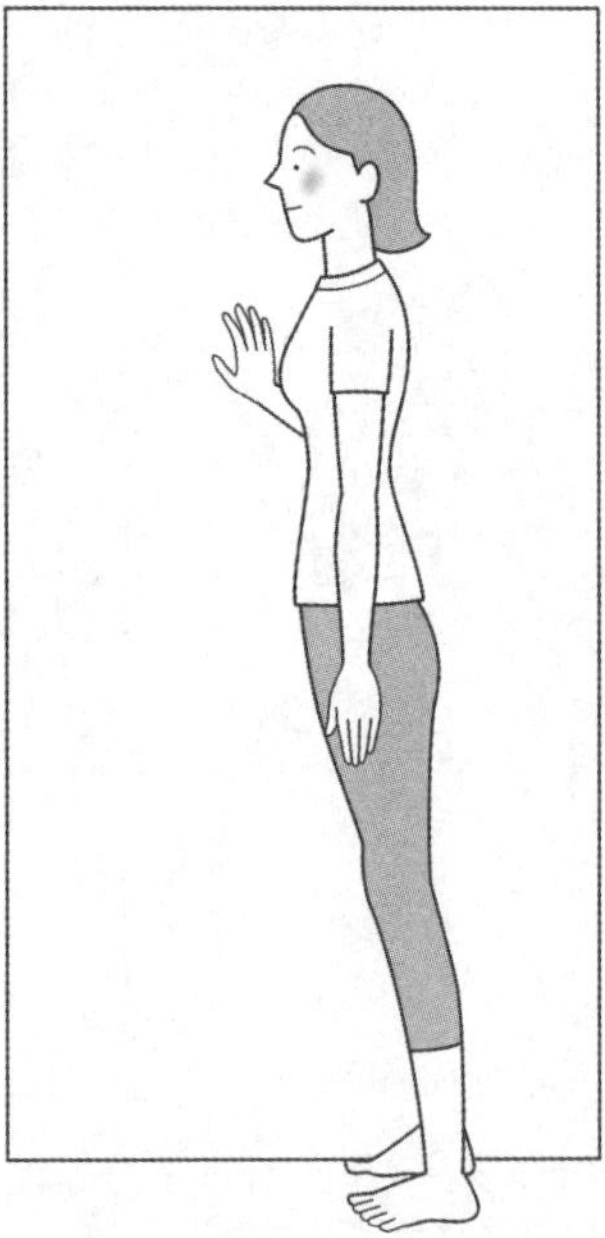

壁に手をつき、背筋を伸ばす。
足は腰幅に開き、つま先を前に向けて立つ。

②

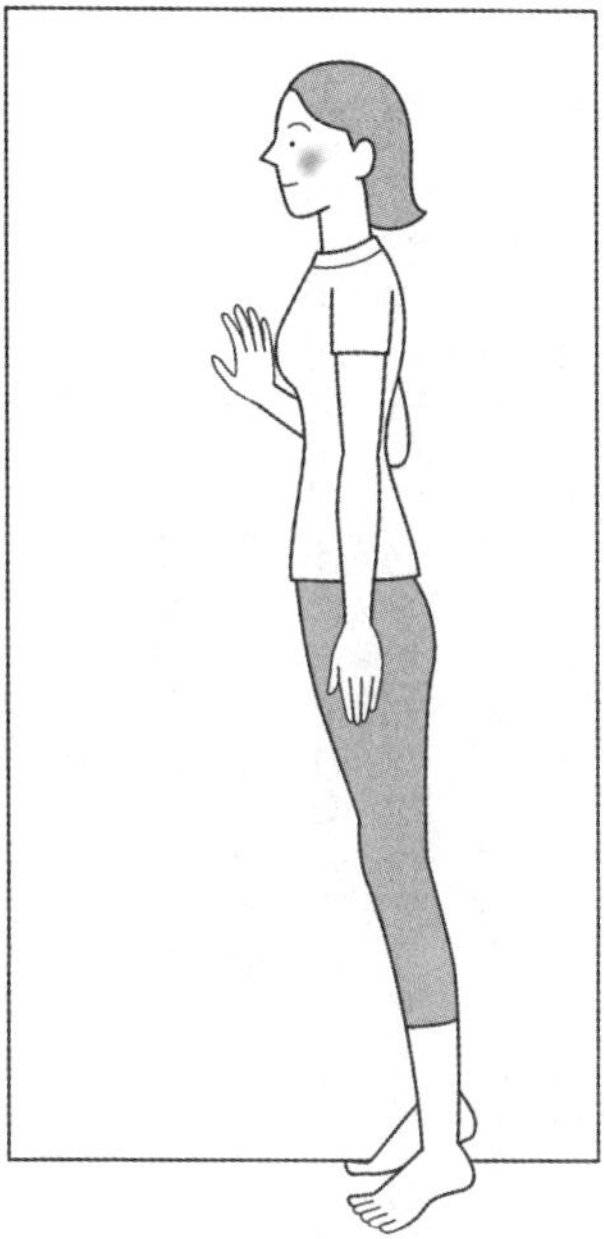

かかとを「1、2、3」でゆっくりと上げ、1秒キープしたあと、「1、2、3」でゆっくりと元の姿勢に戻る。
10回で1セットを行なう。慣れてきたら3セットを目標に。

インターバルを取って血圧の上昇を防ぐ

ジムに通って1週間に2、3回、約1時間、しっかりトレーニングをしようと思うと、長続きしにくいもの。でも、自宅やオフィスにいながら、5分程度の時間でできるメニューなら、無理なく続けることができます。

レベル2や3で体力に余裕がある方、あるいは1セットだけでは物足りないと感じた方は、1セット10回を2、3セット行ないましょう。ただし、**2セット以上行なう場合は、1セット目と2セット目の間隔を3~5分間空けるようにします**。各メニューの間隔も同様に、3~5分間空けるようにしてください。

なぜ、3~5分の間隔を空けるのかというと、血圧の上昇を防ぐためです。筋肉に負荷をかけると、血管が圧縮されて血圧が上がります。安全に行なうための四つのポイント（144ページ）を思い出してください。ポイント1の「**呼吸を止めない**」ことを意識して行なうと、息を止めて行なった場合に比べて、血

圧の上昇を40％程度抑えることができます。

とはいえ、トレーニングを行なえば、当然、筋肉に負荷をかけるわけですから、瞬間的に血圧が上昇します。そして、「1セット10回」をやり終えると、ゆっくりと平常時の値に戻っていきます。

この**血圧が平常時に戻る途中で2セット目や次のメニューを始めてしまうと、血圧値が十分に下がりきらない状態から再び血圧が上がっていくことになり、とくに普段から血圧が高めの方は危険**なのです。

これまであまり運動をしてこなかった人は、この三つの「基本の筋トレ」を各1セットずつ行なっただけで、筋肉痛が起こるかもしれません。軽い筋肉痛なら心配はいりません。むしろトレーニングがうまくいっている証でもあるのです。

ただし、筋肉の痛みで歩いたり階段をのぼったりするのもつらい場合、軽い肉離れを起こしていることがあります。その場合は筋トレを一時休んで、痛みがなくなってから、筋トレの回数を減らすなどして様子を見ながら行ないましょう。

まったく筋肉痛が出ないからといって、効果がないわけではありません。筋肉痛が出ない場合も、まずは基本のメニューと回数で続けるようにしてください。

腰痛やひざ痛を防ぐおすすめの筋トレ

3種類の「基本の筋トレ」はいかがでしたか。

なかには腰やひざの痛みに悩まされている方もいるかもしれませんね。腰やひざなど体に痛みがあると、日常生活が不便になるばかりではなく、外出もおっくうになってしまいます。その結果、体を動かして運動することもなくなり、筋肉が急激にやせ細っていきます。こうなると、サルコペニアからロコモへと悪化し、将来、寝たきりになってしまう可能性もあります。

そもそも、**腰やひざの痛みは筋力低下から起こる**ことが多いのです。たとえば関節を支える筋肉が衰えると、関節に負担がかかり、ひざや股関節などに痛みが起こります。年を重ね、骨がもろくなったり、軟骨がすり減ったりすると、ますます筋肉の支えが重要になってきます。

むしろ、筋肉を鍛えて増やすことは、腰やひざなどの痛みを防ぐ方法でもあるのです。そこで、痛みのある部位はできるだけ動かさず、無理のない範囲で体を動かしていきます。徐々に関節の可動域が広がり、痛みもやわらぐはずです。

ここでは、**股関節やひざ、腰などの痛みを予防するための3種類の筋トレ**を紹介します。股関節・腰痛予防の**「足開き」**は股関節を柔軟にして、可動域を拡げる効果が期待できる筋トレです。また、**「タオルひざ伸ばし」**はひざに痛みがある方、あるいはひざが伸ばしにくいという方におすすめ。関節に負担をかけずに、ひざ回りの太ももを鍛えることができます。

「お腹引き込み」はお腹の外側にある腹横筋《ふくおうきん》を鍛えることで、まるでコルセットのように筋肉で骨盤を支えることができ、腰痛の予防や痛みの緩和になります。腰やひざなどの痛みが気になる人は、自分に合ったメニューを選んで基本の筋トレとともにぜひ一緒に行なってほしいと思います。

ただし、これらの筋トレを行なったあとに、違和感を覚えたり、痛みが強くなったりした場合は、いったん筋トレをやめて、主治医に相談してください。

筋活

股関節・腰痛予防の筋トレ［足開き］

意識する筋肉▼▼股関節回りの内転筋、外転筋

内転筋と外転筋を鍛え、股関節を柔軟に保つ

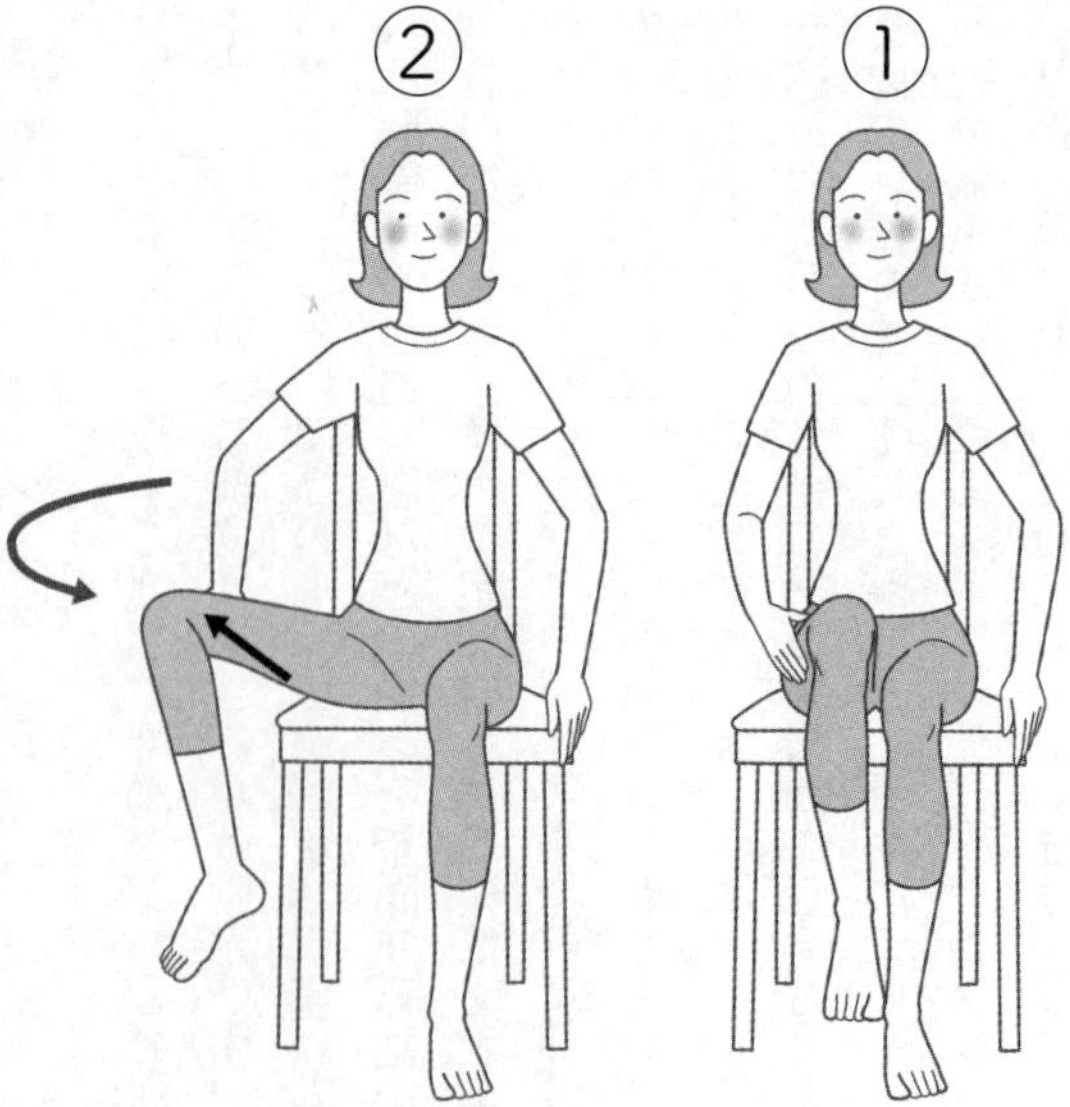

① 背筋を伸ばし、イスに座り、片足を少し上げる。

② 手を太ももの外側におき、内側へ押して負荷をかけながら、足を「1、2、3」とゆっくり外側に開いていき、1秒キープする。

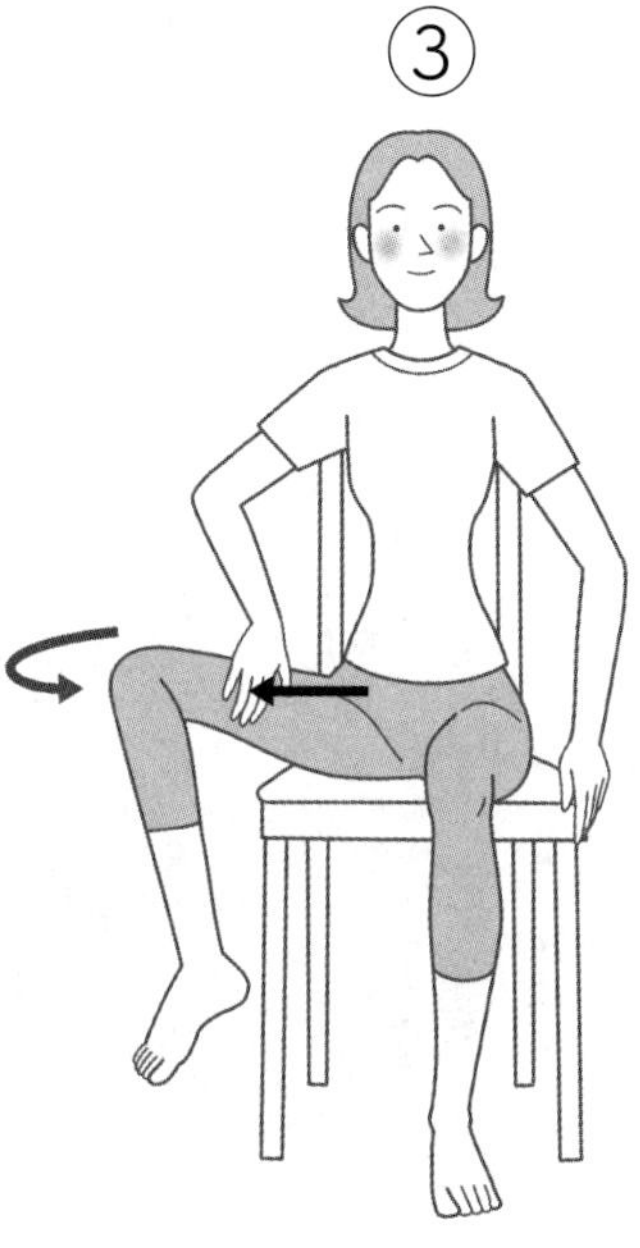

「1、2、3」と足を閉じる。
このとき手は太ももの内側におき、外側に押して負荷をかける。逆足も同様に行なう。
左右10回ずつで1セットを行なう。慣れてきたら3セットを目標に。

※ひざが動きにくい場合、手を使わなくてもOK。

筋活

ひざ痛予防の筋トレ
［タオルひざ伸ばし］

意識する筋肉▼▼太もも前側（大腿四頭筋）

関節に負担をかけずに太ももを鍛える

①

床に足を伸ばして座り、
片足のひざの下に丸めたタオルをおく。
このとき、上体を支えるように
手の指先を前に向けて床につける。

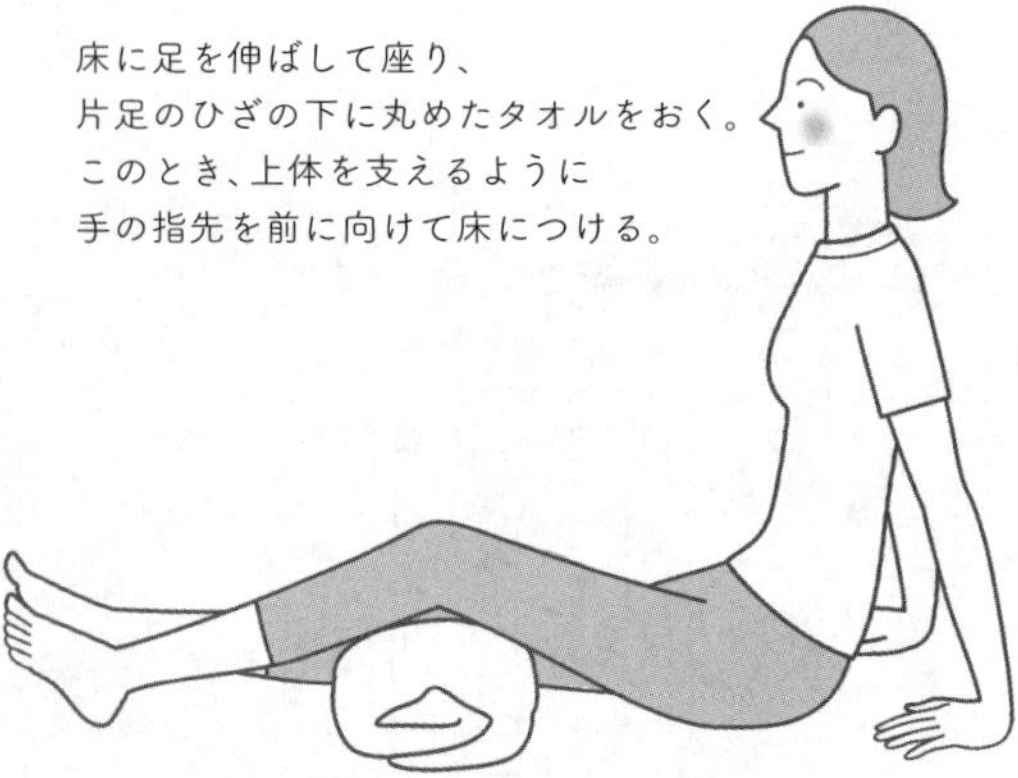

②

太ももに力を入れて、「1、2、3」とゆっくりタオルを押しつぶすようにひざを伸ばし1秒キープ。「1、2、3」とゆっくり元にもどす。

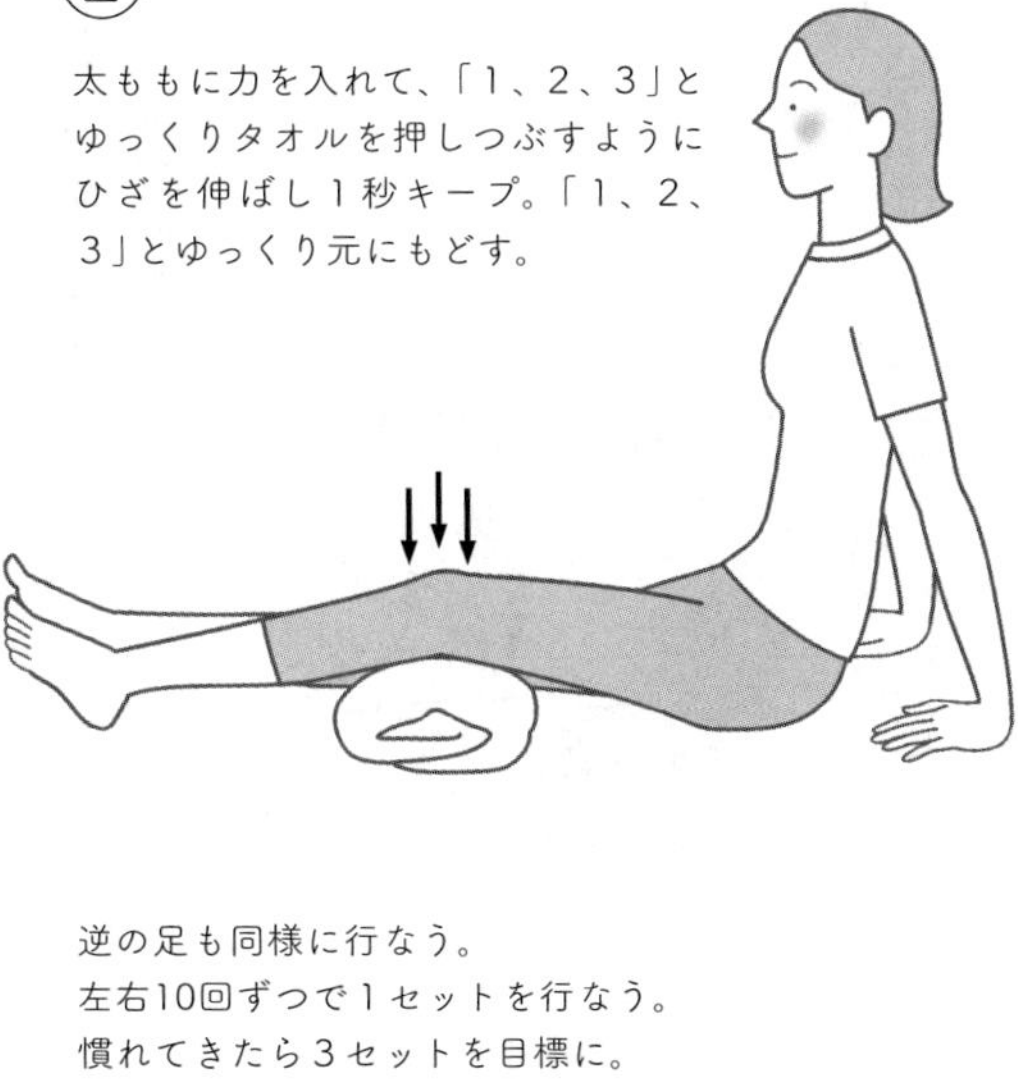

逆の足も同様に行なう。
左右10回ずつで1セットを行なう。
慣れてきたら3セットを目標に。

筋活

腰痛予防の筋トレ
［お腹引き込み］

意識する筋肉▼▼腹横筋

腹横筋を強化し骨盤を安定させる

①

仰向けに寝て、両手は体の横におき、
両ひざを立てる。

②

腹式呼吸を行なう。「1、2、3」と息を鼻から吸って、お腹をふくらませ、1秒キープ。

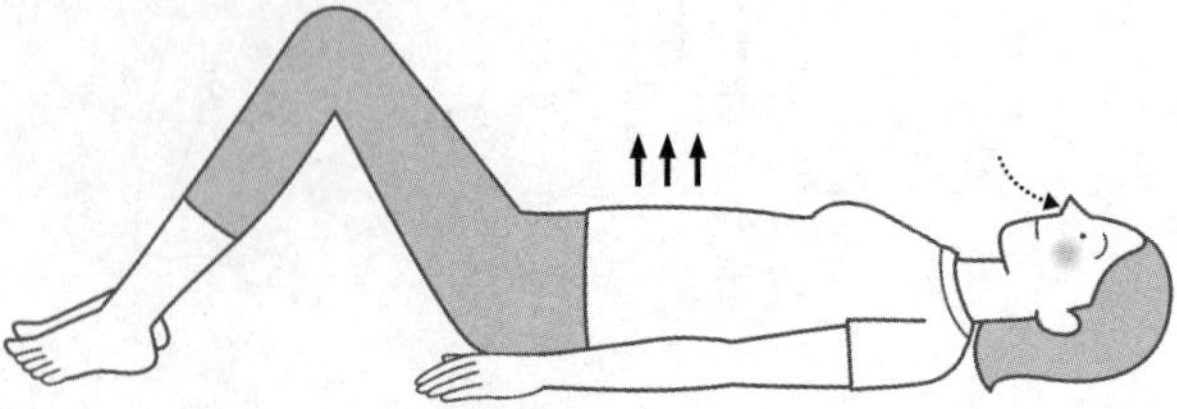

③

口から息を「1、2、3」と吐きながら、お腹をへこます。

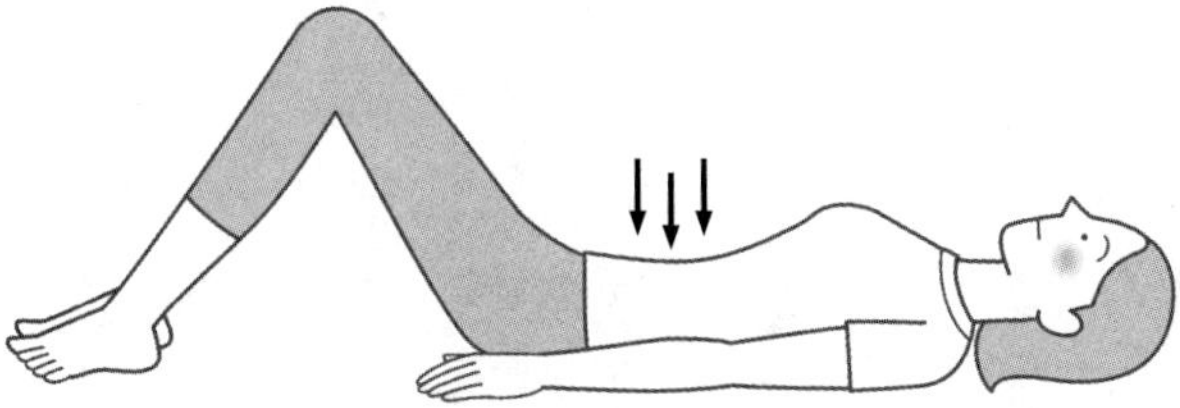

10回で1セットを行なう。慣れてきたら3セットを目標に。

筋トレの前後にはストレッチを！

筋トレで怖いのは、ケガをして体を傷めてしまうことです。せっかくのやる気もしぼんでしまいます。筋トレの前にウォーミングアップとしてストレッチを行なってください。

ストレッチとは、筋肉やじん帯（すじ）などをやわらかくする体操です。とくに普段あまり運動をしていない方は、筋肉やすじが硬くなっていますので、やわらかくしておく必要があります。

また、ストレッチには筋肉疲労を取る働きもあるので、筋トレのあとの緊張した筋肉をほぐすクールダウンとしても行なうといいでしょう。

ここでは知っておくと便利な七つのストレッチをご紹介します。筋トレだけではなく、ウォーキングなどの運動をする前後に行なう習慣をつけると、ケガ防止に役立ちます。

ストレッチをする場合は、反動をつけずに一つひとつの動作をゆっくりと行ない、筋肉を伸ばした状態を20～30秒キープします。息は止めずに、深呼吸をしながら行なうと効果的です。

ここで、**体をほぐす効果が期待できる七つのスクワット**を紹介します。ずっと机の前に座っていたとか、スマホを操作していたとか、長時間、同じ姿勢を続けて、肩がこったとか腰が痛いといったときにも有効です。

ストレッチの①から⑦まで順にやることが望ましいのですが、時間がない場合、あるいは仕事や家事の合間に、肩や腰のコリや痛みをやわらげたいという場合は、重点的に⑤「胸の筋肉をほぐす」、⑥「肩と背中の筋肉をほぐす」、⑦「肩の筋肉をほぐす」の三つのストレッチを行なうことをおすすめします。血行もよくなるので、ストレッチのあとは心身ともにスッキリとするはずです。

筋トレの前後、あるいは日常生活のなかでストレッチを取り入れることは、体の柔軟性を保つことであり、ケガや転倒などを防ぐことにもつながります。

筋活

ストレッチ1

［太ももの裏側を伸ばす］

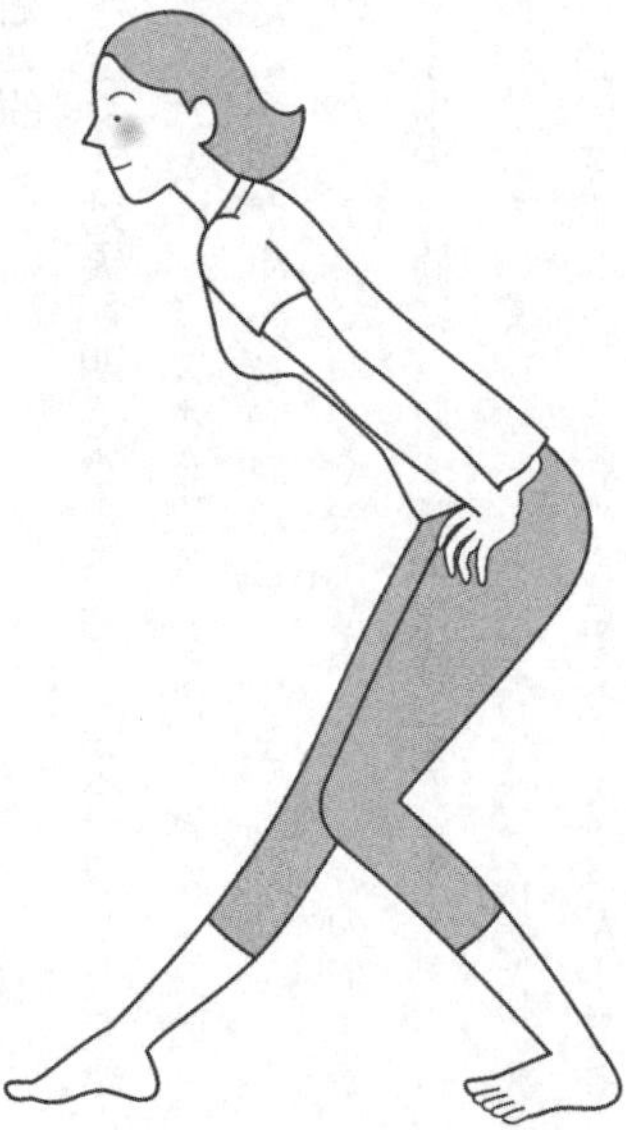

足を前後に開き、両手は太ももにおく。
腰を落とし、前に出した足の太ももの裏側を伸ばし、
20〜30秒キープ。逆足も同様に行なう。

筋活

ストレッチ2

［ふくらはぎを伸ばす］

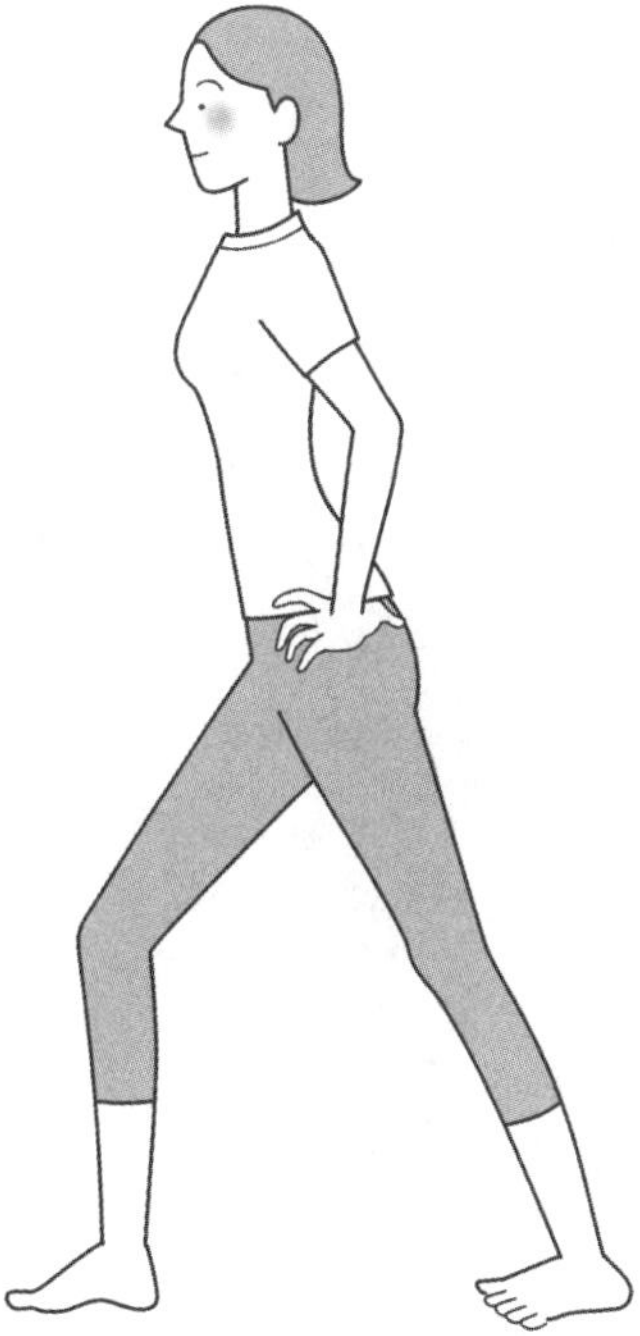

足を前後に開き、両手は腰におく。
前の足のひざを曲げて、後ろ足のふくらはぎを伸ばし、
20〜30秒キープ。逆足も同様に行なう。

筋活

ストレッチ3
「太ももの前側を伸ばす」

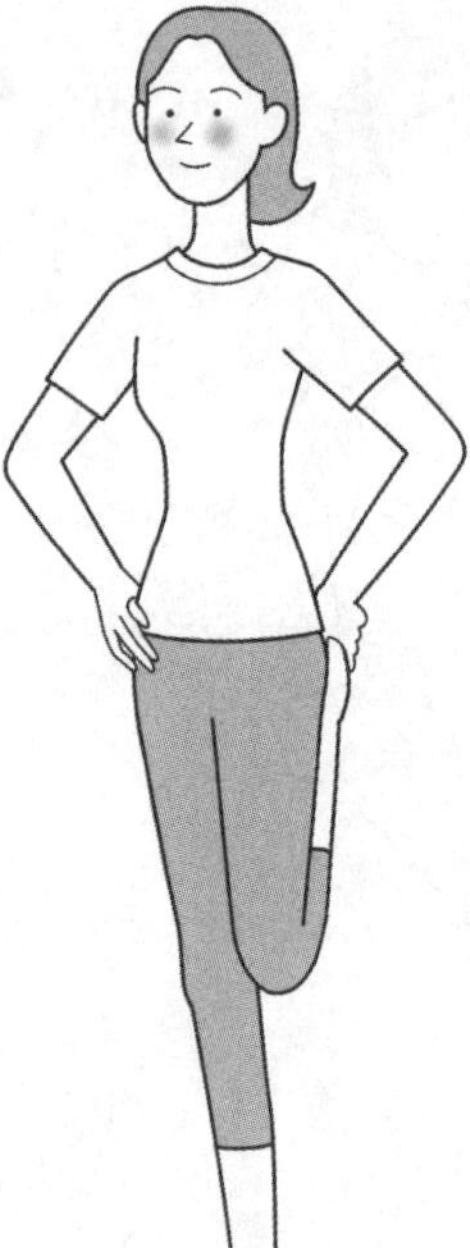

壁や手すりで体を支えて、片足で立つ。
手で足首を持ち、お尻に近づけて太ももの前側を伸ばし
20〜30秒キープ。逆足も同様に行なう。

筋活

ストレッチ4
［太もものつけ根&大腰筋を伸ばす］

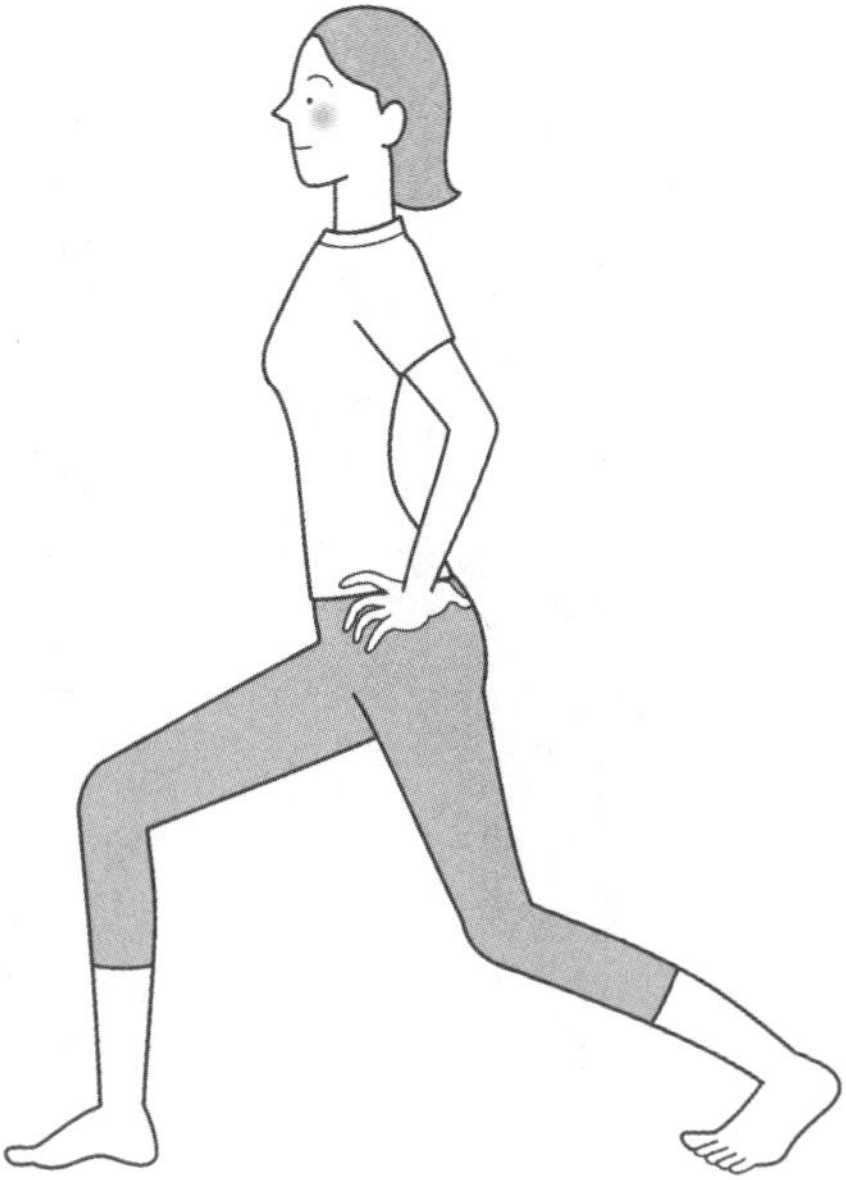

足を大きく前後に開き、両手は腰におく。
腰を落として後ろ足の太もものつけ根を伸ばし、20〜30秒キープ。深層部にある大腰筋などをほぐす効果も。逆足も同様に行なう。

筋活

ストレッチ5
「胸の筋肉を伸ばす」

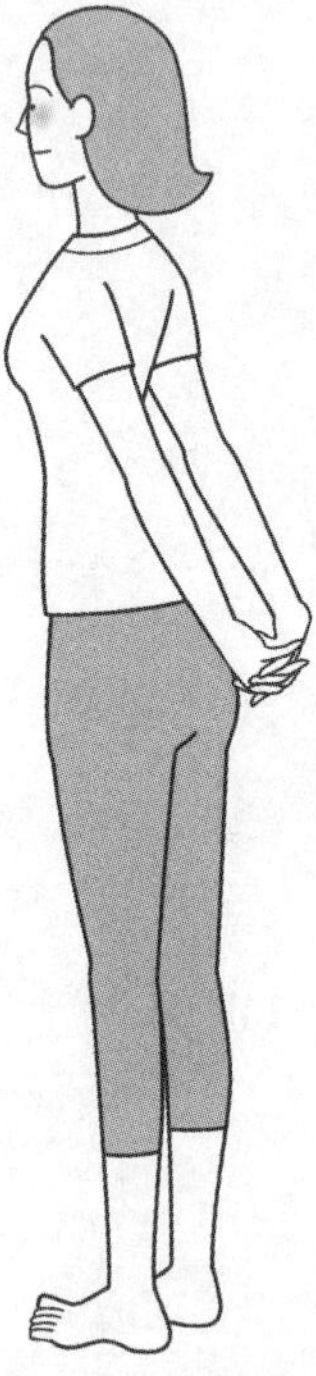

足を少し開いて立ち、両手を後ろで組んで
肩甲骨を寄せるようにして胸を開いて伸ばし、
20〜30秒キープする。

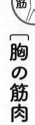

筋活

ストレッチ6
[背中の筋肉を伸ばす]

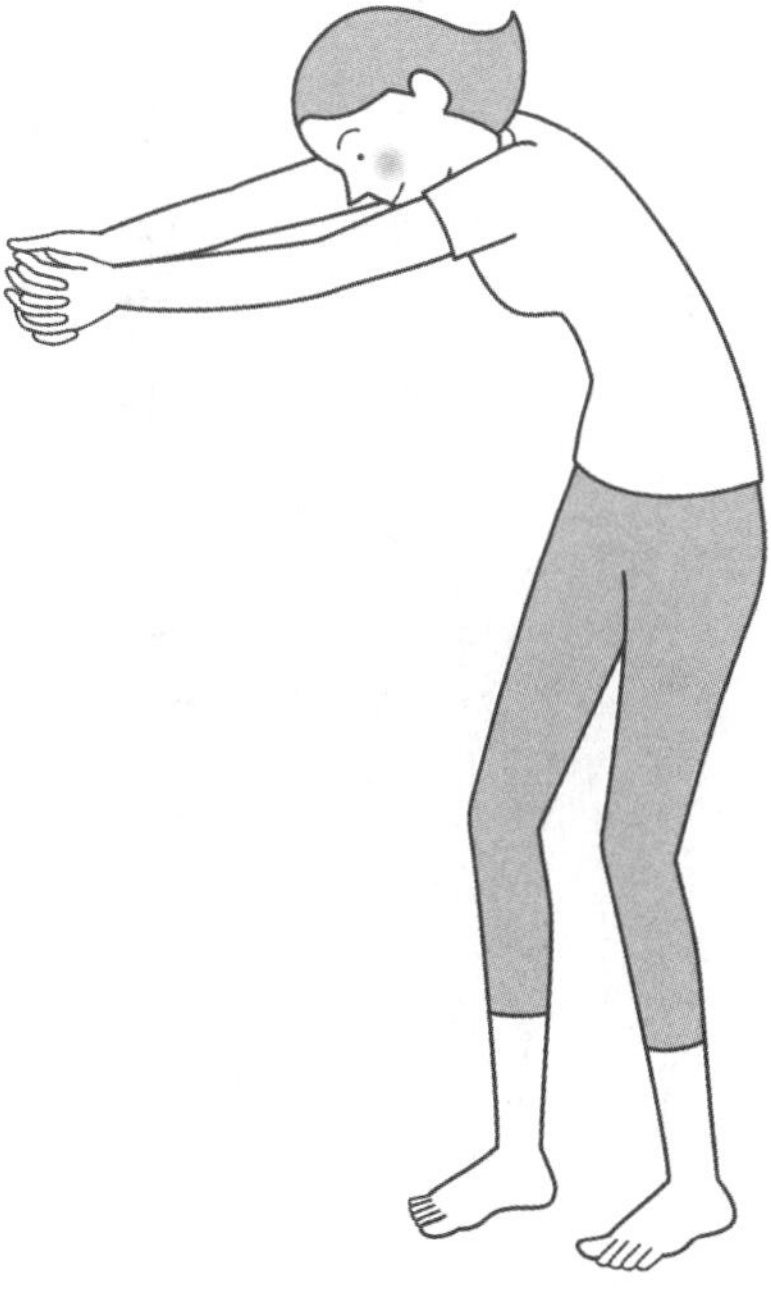

足は肩幅に開き、大きなボールをかかえるように
両手を前で組み背中を伸ばし、20〜30秒キープする。

筋活

ストレッチ7

〔肩の筋肉を伸ばす〕

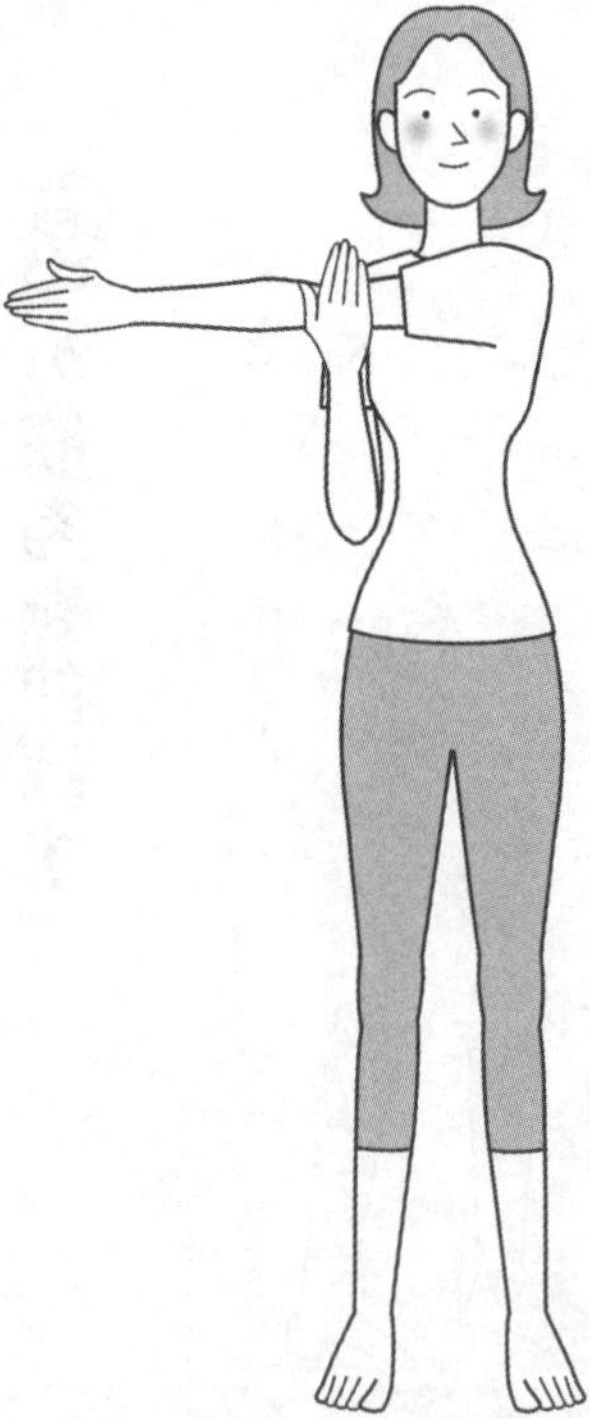

足は肩幅に開き、片方の手を肩の高さに伸ばし、
もう片方の手でひじを押さえ後ろに引き20〜30秒キープ。
逆の手も同様に行なう。

ウォーキングは細切れでも効果がある

「100歳まで元気」を実現するには、筋トレとウォーキングを組み合わせた運動を継続して行なうことが重要であるとお話ししました。

読者のみなさんのなかには、「ウォーキングなどの有酸素運動は、20分以上続けて行なわないと効果がない」と思っている方もいるかもしれません。私が学生だった頃は、たしかにそう教わりました。

しかし、さまざまな研究が進んできた現在では、**有酸素運動は細切れに行なっても、まとまった時間行なった場合とほぼ同様の効果が得られることがわかって**います。1日に10分間ずつ3回に分けて30分間歩いても、まとめて30分間歩いても、効果に大差はないのです。

さらにいえば、1日のなかでの分割だけでなく、**1週間単位での分割も可能で**す。**健康長寿を目的としたウォーキングは、最新の研究で「1日1万歩」では

なく、「1日8000歩」が目安とされています。でも、毎日必ず8000歩を歩かなくても、1週間で5万6000歩になるようにすればいいのです。

たとえば、5000歩しか歩けなかった日があったとしても、1週間のなかで足りなかった3000歩をプラスして、補てんする日をつくればいいのです。

逆に、休日のウォーキングで1万5000歩歩いたとしたら、7000歩の〝蓄え〟ができるので、平日、歩けなかった日に回すこともできます。

もちろん、トレーニングとして歩く歩数に限らず、通勤や買い物といった日常生活で歩いた歩数を含めてもOKです。日々すべての活動で歩いた歩数を合計していいのです。

そう聞くと、気持ちが楽になりませんか？　まとまった時間をつくってウォーキングをしようとすると、その時間が取れそうにないときは「また時間があるときにしよう」と考えてしまいがちです。でも、歩くのは細切れの時間でいい、1週間単位で考えていいとなれば、自分の予定に合わせてこまめに歩数を積み重ねることができます。

運動計画は柔軟に立てよう

私が行なっている方法を紹介しましょう。

普段、通勤はバスを利用しています。その日の歩数や1週間の予定に応じて、帰宅時にどのバス停で降りるかを決めています。たとえば、「今日は十分歩いたな」と感じた日は、自宅の最寄りのバス停で降ります。

逆に**「今日はあまり歩かなかったな」と思ったときは、その程度に合わせて最大で三つ手前までのバス停のいずれかで降りて、自宅まで歩く**ようにしています。

みなさん、仕事を終えてマイホームに帰るときは、自然に速足になりますよね。大股でさっそうと歩くように私は心がけています。

お酒を飲んだあとはあまり歩きたくないので、**飲み会などの予定が入っていれば、前日などに多めに歩く日をつくって〝プール〟しておく**こともあります。そうして、1週間のなかで帳尻が合うように調整しているのです。

私は講演でよく、「みなさんは車でショッピングモールなどに行ったとき、駐車場のどの場所に車を停めますか？」とお尋ねしています。

たいていは少しでも店の入り口に近い場所に停めたいと思うものですし、実際に停めている人は多いと思います。

でも、入り口から少し離れた場所に停めたとしても、数分の違いです。その数分間に、数百メートル分の歩数が稼げます。このようなちょっとした歩数でも、こまめに歩いて加算していくと、意外と多くの歩数になるものです。

だからといって一律に、「毎日一つ手前のバス停や駅で降りて歩こう」「駐車場では必ず入り口から遠い場所に停めよう」と、自らにノルマを課す必要はありません。

雨や風の強い日、寒い日や暑い日といった天気のよくない日に、途中でバスや電車を降りて歩くのはおっくうですし、重たい物を買う予定があるときに車を遠くに停めて歩くのは大変です。要はその時々の状況に応じて、柔軟に対応すればいいのです。

私はみなさんに健康長寿を実現するための秘訣をお話しするときは、ただ「健康のために～をしましょう」「～をするのはやめましょう」と、なんとなく上から目線でいうのはやめようと考えています。

というのも、「健康のために歩きましょう」「塩分を控えましょう」といった義務的な情報に接しただけで、自ら進んで生活習慣や行動を変えられる人は多くありません。

「なぜ、それをする必要があるのか」「なぜ、それをしないほうがいいのか」という理由をきちんと理解し納得してはじめて、どうすればいいかを自分で考えて行動するようになります。読者のみなさんにも思い当たるふしがあるのではないでしょうか。

定期的に効果をチェックしてモチベーションアップ

さて、「筋活」を始めると、果たして本当にその効果があるのか、自分自身で確認したくなりますよね。そこで、始めてから1カ月後、2カ月後というように定期的にチェックしてみてください。あなたに当てはまる項目が減ってくるにしたがって、筋トレの効果を実感できると思います。

【筋活効果自己チェック】

以下の項目のうち、当てはまるものにチェックをつけましょう。

□このごろすぐ疲れてしまい、以前よりも無理がきかなくなった
□駅やデパートでは、迷わずエスカレーターやエレベーターを使う
□日常生活での移動は、ほとんど車だ
□1、2階分の階段を上がると、息が切れる
□気がつくと猫背になっている
□ペットボトルのふたが開けづらくなった
□イスから立ち上がるとき、机やイスの座面に手をついてしまう

□ 靴下・ズボンを立ったまま、支えなしにははけない

採点

○0〜2個＝標準的な体力レベル
○3〜5個＝一般より低い体力レベル
○6〜8個＝一般よりかなり低い体力レベル

出典：田辺解著、久野譜也監修『「認知症」「寝たきり」になりたくなければ筋肉を鍛えなさい』（ＰＨＰ研究所）

あなたはいくつ当てはまりましたか？　該当する項目が少なかった人は、筋トレの回数やセット数を増やしてもいいでしょう。一方、該当する項目が多く、体力レベルが低い、またはかなり低いと判定された方でも「基本の三つの筋トレ」を継続していけば、必ず体力のレベルは上がっていくはずです。

第5章

ボケない、寝たきりにならない生活術

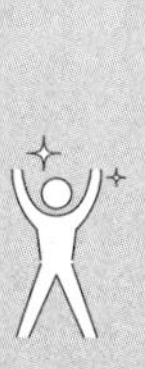

たんぱく質をしっかり摂ろう

「元気な100歳」を目指すなら、筋力トレと有酸素運動を組み合わせて行なうことが大事だとお話ししてきました。それとセットで考えていただきたいのが、**上手な食事の摂り方**です。

栄養と摂取カロリーのバランスを上手に工夫すると、健康長寿に相乗効果をもたらします。健康にとって、運動と食事はいわばクルマの両輪のようなもの。何をどう食べればいいのかをお話ししたいと思います。

どうしても基礎代謝が落ちて太りやすい中高年になると、健康のために「肉よりも野菜を食べよう」「食事の量を減らそう」と考える人が増えてきます。

体重を減らしたいという一心から、「糖質制限食」といったダイエットを実践している人も多いのではないでしょうか。

たしかに、野菜の摂取不足やカロリー過多は、生活習慣病につながります。だからといって、野菜だけを多く摂ればいい、カロリーをできるだけ抑えればいい、というわけではありません。

いくら筋肉の維持、強化のために「筋活」を行なっても、栄養の面からいって筋肉の材料となるたんぱく質を十分に摂っていなければ、期待どおりの効果を得ることは難しいのです。

たんぱく質には植物性たんぱく質（大豆製品や穀類）と動物性たんぱく質（肉、魚、卵、乳製品）があります。

豆腐や豆乳など植物性たんぱく質はヘルシーなイメージがありますが、**筋肉を増やすためには動物性たんぱく質をしっかり摂ることが重要**なのです。

というのも、たんぱく質を構成するアミノ酸のなかでも、体内で合成できず食品から摂ることが必要な**「必須アミノ酸」**をバランスよく含んでいるのが動物性たんぱく質だからです。

つまり、筋肉を増やす際に効率よく働くのが動物性たんぱく質なのです。なかでも豚肉は、エネルギー代謝に関わるビタミンB１を豊富に含んでいるのでおすすめです。

1章で紹介した「大洋村プロジェクト」では、高齢者の筋肉量などを調査し、安全で効果的な筋トレメニューを考案しましたが、同時に栄養調査も行ないました。

その結果、たんぱく質に関しては適切な量を摂取している人が少なく、不足または過剰のいずれかに二極化していることがわかりました。

ここでみなさんの食生活を振り返ってみてください。

栄養バランスに気をつけて、毎食きちんと食べていますか。現代人は忙しいですから、便利で簡単なお惣菜やインスタント食品ですませることが多くなっていませんか。

野菜だけ、肉や魚だけといった偏った食事にならないよう、栄養バランスよく摂ることを意識してほしいと思います。

ちなみに、健康診断で行なわれる一般的な血液検査の項目のなかで「健康長寿の指標」と考えられているものがあるのをご存じでしょうか。

それは、「アルブミン」です。アルブミンは血液中のたんぱく質で、食事で摂取したたんぱく質が胃腸で消化吸収されたあと、肝臓に運び込まれて合成されます。健康長寿の人は血中アルブミン値が高いことがわかっており、血中のアルブミン値が高いほど、栄養状態が良好で、筋肉と骨格がしっかりしていることを意味します。

運動後30分以内にたんぱく質の摂取を

プロのアスリートやボディビルダーといった美しい筋肉の持ち主たちは、筋トレのあとすぐにプロテインを飲んだり、たんぱく質の多い食事を摂ったりします。これは、運動後30分以内にたんぱく質を摂取すると、効率的に筋肉を増やすことができるからです。

筋トレを行なうと筋線維が破壊され、修復のために再合成されるのですが、その過程でたんぱく質を摂ると、筋肥大が促されるのです。

といっても、これは筋肉量が勝敗や記録を左右するアスリートの話。残念ながら一般の人では、それほど有意な差は見られません。

ただ、最近では筋肉美に憧れる女性が増えているのは事実です。そうした少しでも筋トレの効果を高めたいという方々は、30分以内のたんぱく質摂取を意識するといいでしょう。

運動直後に食事でたんぱく質を摂るのが難しいときには、プロテインや筋肉の合成を促す「BCAA（Branched Chain Amino Acids：必須アミノ酸であるバリン、ロイシン、イソロイシンのこと）」などのアミノ酸サプリを摂取しておくのもいいでしょう。

いずれにしても、筋トレの効果を高める基本は、普段の食事で十分なたんぱく質を摂ることに変わりはありません。

とくに年を重ねると、「胃にもたれる」からといって肉を避ける傾向があるようです。そんな方におすすめの肉料理が、「豚肉のしゃぶしゃぶ」です。これなら野菜も摂れるうえに、スープのなかに脂が溶け出しますから、カロリーを低く抑えられます。中年太りが気になる方にもおすすめです。

食事（インプット）と運動（アウトプット）のバランスを考える

1日の摂取カロリーについては、基礎代謝に基づいて性別や年代別に基準となる数値が算出されていますが、それはあくまでも目安にすぎませんし、すべての人に当てはまるわけではありません。運動量に応じて、自分にとって適量なカロリーを考えることが大切になります。

いわば食事がカロリー摂取のインプットなら、運動はカロリー消費のアウトプット。このインプットとアウトプットのバランスをいかに取るか。それを工夫しましょう。

たとえば、アウトプットの運動量が多い人は、その分、インプットの食事量を増やす。一方、運動量が少ない人が同じ量の食事を摂ると、完全にインプットのほうが大きくなってしまい、それが続けば、肥満ということになります。

逆にいえば、食事量を抑えたくない、抑えるのが難しい方は、アウトプットの運動量を増やせばいいのです。

単に「健康のために摂取カロリーは控えましょう」といわれても、ご馳走を目の当たりにすると食欲を抑えきれず、ついカロリーをオーバーしてしまいがち。でも、食事を減らしたくなければ運動する、栄養のバランスを取る、動物性たんぱく質をしっかり摂取するといったいくつかのポイントを押さえれば、健康効果が上がります。自分のライフスタイルや食習慣に合わせて、インプットとアウトプットを上手にコントロールしましょう。

あの"きんさん"は、100歳過ぎて筋トレに挑戦した!

以前、100歳の双子の姉妹として国民的人気となった「きんさん」「ぎんさん」。姉の成田きんさんは107歳、妹の蟹江ぎんさんは108歳と、2人ともたいへんなご長寿でした。

　そのきんさんですが、**100歳を過ぎてから筋トレを始めた**そうです。じつはきんさんには100歳を過ぎてから、足の衰えが目立つようになり、認知症のような症状も見られたそうです。

　しかし、妹のぎんさんは足腰が丈夫で、自分の足で歩いていました。それを見たきんさんは、自分も負けてはいられないと、一念発起して専門家の指導を受けながら毎日筋トレに励んだそうです。

　すると、**目に見えて脚力が回復し、ついに杖なしで歩けるようになったうえ、全身の血流量もアップし認知症をも克服することができた**そうです。

　まさに、いくつになっても筋肉は鍛えられるということを、きんさんが見事に証明してくれたと思います。100歳を過ぎても、がんばれば筋肉はちゃんと応えてくれるのです。

　そういうと、「若いうちからがんばって筋トレをする必要はないのでは？」と思う方もいるかもしれません。そんな方には、3章で紹介した「世代別筋肉率の平均」（99ページ参照）をあらためて見てほしいと思います。

この図では、人は右肩下がりに筋肉量が低下していくことを示しています。この低下傾向を滑り台に見立てると、もともとの筋肉量が多い人は高い滑り台から、筋肉量が少ない人は低い滑り台から落ちていくことになります。

つまり、筋肉量が多い人ほど、いわゆる「寝たきりライン」に到達するまでの時間が長く、筋肉量が少ない人ほど、早く寝たきりラインに到達してしまうことになります。

将来のための「筋肉貯金」を

たとえば、いまあなたが50歳で、筋肉量が少なかったとします。そのまま60代を筋トレしないで過ごしていくと、70代半ばには寝たきりラインに到達してしまうことになります。

でも、筋トレを継続してがんばって標準的なレベルの筋肉量に戻すことができれば、寝たきりラインに到達するのを80代半ばまで先延ばしできます。

さらに、筋肉量を増やせれば、90代半ばまで、自分の足で歩くことができるのではないかと思います。

じつは高齢になるにつれ、滑り台はだんだん短く、寝たきりラインに達するまでの時間の猶予が少なくなっていきます。

筋肉量はいくつになってからでも増やせるとはいっても、高齢になってからトレーニングを始めると、代謝や体力が落ちているため、増やせる筋肉量には限りがあるのです。そのため、滑り台の高さも、少ししか上げることができなくなってしまいます。

もちろん、きんさんのように高齢になってから筋トレを始める意義は大いにあります。自分の足で歩けるということは、健康の証です。

寝たきりラインに到達するタイムリミットを少しでも先に延ばすためにも、まだ30代、40代の方でも、いまのうちから「筋活」をしておくことは将来への自分の健康への投資ということになります。60代以上の方はなおのこと。いくつになっても遅いということはありません。

「ベッドレスト」実験が示した恐ろしい結果

日本人の平均寿命は、男性81・25歳、女性は87・32歳です（厚生労働省「2018年簡易生命表」）。

しかし、同じく厚生労働省が発表した日本人の健康寿命（自立して生活できる期間）は、男性が72・14歳、女性が74・79歳。これは世界のトップではあるものの、平均寿命との差は男性で約9年、女性で約12年あります。

つまり、この9〜12年という期間こそ、介護が必要となったり、寝たきりになったりして過ごしていることを意味します。

寿命の延びに従って、要介護や寝たきりの状態で長い期間を過ごす人が増えているのです。

では、きんさんやぎんさんのように元気な100歳を迎えるには、どうしたらいいのでしょうか。

幸いなことに私たちの体には、「筋肉」というかけがえのないアンチエイジングの器官が備わっています。

筋肉は鍛えれば応えてくれますが、逆に使わないと怠けるという欠点があります。

「ベッドレスト」と呼ばれる実験があります。

これは、3週間とか3カ月間といったある一定の期間、ベッドの上で寝たままで過ごすと、人体にはどんな影響が現れるかを調べるもの。**わずか3週間、まったく運動をせずにベッドの上で過ごしただけで、下半身の筋肉量が最大10％も減少することがわかっています。**

私たちの筋肉は、年に1％ずつ減少しているといわれていますから、まったく体を動かさないで過ごすと、わずか3週間で10年分ぐらいの筋肉が減ってしまうということになります。

ベッドレストという実験は極端かもしれませんが、私たちの筋肉は使わないとすぐ衰えてしまうということを肝に銘じておきたいものです。

オフィスには40代でも「寝たきり予備群」がいっぱい

さてみなさん、ここで少し普段の生活を振り返ってみてください。

あなたは、普段、どれぐらい体を動かしているでしょうか？

外回りをしている営業の方でも、もしかしたら歩いている時間より、座ってクルマを運転している時間のほうが長いということはありませんか？

あるいは、体を動かすのは通勤時間だけで、1日中パソコンにかじりついて、デスクに座りっぱなしではありませんか？

働き方改革が叫ばれているものの、仕事の量は減るどころか、増える一方で忙しく、平日のほとんどは家に帰って寝るだけで、週末はゴロゴロしているばかり……。何年もそんな生活を送っていて、ろくに体を動かしていないということはありませんか？

もしそうだとしたら、たとえ40代、50代であっても筋肉量の低下は着々と進んでしまいます。それに拍車をかけるように、最近はなんでもパソコンやスマホでできる時代です。

商談や打ち合わせもメールですませ、買い物や銀行振り込みまでネットでできる、そんな便利な環境に甘えて、体を動かさない生活を続けていると、定年を迎えるころにはかなりの量の筋肉が減っているのではないでしょうか。

最近では、**「座って過ごす時間が長いほど寿命が短くなる」**といわれています。たとえば、1日6時間座っていると、1日3時間の人に比べて死のリスクが40％増えるとか、テレビ、パソコンを1日4時間以上利用すると、死亡リスクが2倍になるというデータもあります。どうやら、長時間座っていることほど、健康に悪い行為はないようです。

オフィスには、長い時間座りっぱなしという方々が大勢いらっしゃるのではないでしょうか。そういう方々は、残念ながら〝寝たきり予備群〟なのです。あなたもそのなかの1人ではありませんか？

これからは〝筋活〟をするのが当たり前の時代

最近、街中でもお年寄りの姿が目立つようになりました。いまや、80歳、90歳を超えた高齢者もめずらしくなくなっています。

でも、日本人の平均寿命が延びたのは、案外最近のこと。明治時代の平均寿命は、なんと43歳。当時は乳幼児の死亡率が高かったとはいえ、現在の半分の寿命しかなかったのです。

終戦直後の昭和22年の平均寿命は52歳と、ようやく「人生50年時代」になり、その後、昭和30年代から40年代にかけての高度経済成長によって、人々の生活が豊かになり栄養状態もよくなるにつれて、平均寿命はぐんぐん延びて、昭和46年には男女とも70代になります。

さらに医学の進歩によって寿命は延び続けて、平成25年に男女とも80代に突入しました。

「人生80年時代」から、あれよあれよという間に、「人生90年時代」を経て、いまや「人生100年時代」を迎えています。

このように日本人の寿命が大きく延びたのは、ここ50～60年ぐらいのことです。少し前の日本人が驚くような、ものすごい長寿を短期間のうちに実現したことになります。

ただし、長生きはいいことばかりではありません。寿命が延びた分、長い期間を寝たきりで過ごす人が増えたことは前にも述べました。

この寝たきり期間は、おそらく今後の寿命の延びとともにもっと長くなっていくのではないかと危惧しています。

これでは長生きした甲斐がないのではないでしょうか。

私は、急速に延びた寿命に対して、意識のほうが追いついていないのではないかと思っています。

では、どうすればいいのでしょうか。

人生の後半に入ったら、つまり、60代になったら〝長寿人生〟を送るための準備をしておくべきだと考えています。

そのためには、**筋肉のパワーにスポットを当てて、その力をもっともっと引き出していくべきで、そのための「筋活」**というわけです。

寿命が短い「人生50年時代」なら、別に筋肉を鍛える必要はなかったのです。たとえ筋肉が減少しても、問題なく寿命をまっとうできたのです。

ところが、80年も90年も生きる時代は、筋肉の減少が体にさまざまなトラブルを引き起こし、生活の質を低下させてしまいます。筋肉をどれだけ維持、強化できているかで、人生の最終章の質が決まるといえるでしょう。

私は、**これから誰もが「筋活をするのが当たり前」の時代がやってくる**と思っています。

高齢者こそ、外へ出よう

「人生50年時代」は、言い方は悪いかもしれませんが、老後がなかった時代です。

子育てという大役を果たしたら、人としての役割を終えた、ということになりますね。

ところが、「人生100年時代」というのは、老後が長いということを意味しています。

若いうちは一生懸命働き、老後は孫の相手をしながら悠々自適に暮らしたいという考えは通用しません。

なぜなら、ろくに外へ出歩くこともなく、自宅で盆栽をいじるだけのような生活をしていたら、筋力はあっという間に衰えてしまうからです。筋力低下が引き金となって、「寝たきり本線」へ一直線です。

とくに、還暦を過ぎた60代、70代になると、筋肉が減るスピードが加速しますので、**家にこもってしまうのは、ほとんど自殺行為のようなもの**といえます。

定年後は楽隠居生活を送ろうというのは、完全に時代に逆行した考えです。むしろ、リタイア後はマメに体を動かす必要があるというわけです。

私は、**「定年後も働く」というカードを失わないことが、長寿人生を生き抜く**

鍵になると思っています。

つまり、生涯現役という考え方ですね。

セカンドキャリアとして仕事を持てればベストですが、ボランティアなどの活動を行なうのもおすすめです。リタイア後こそ積極的に地域や社会とつながりを持つことが大切です。

とにかく重要なのは、**「毎日行く場所がある」「話ができる仲間がいる」「自分は必要とされていると実感できる」**ということ。

そういった場所や仲間がなくなってしまうと、1日の活動量がガクンと落ちてしまい、同時に何かをしようという気力や社会的な関心も薄れ、だんだん外に出るのがおっくうになってきます。

そうなると、あとは「老人のひきこもり」へと進み、うつになったりします。うつは認知症の発症リスクを高める大きな要因になります。

とくに男性は年を重ねると頑固になりがちで、定期的に通う場所や仲間がいなくなると、外出する機会が減ってしまい、運動量低下によって筋肉量を激減させてしまうことが少なくないのです。

１００年という長寿時代を生きる私たちにとって、リタイア後の生き方をどうするか、定年間際にあわてて考えるのではなく、40代、50代のうちから「定年後の働き方」を考えておいたほうがいいかもしれませんね。

そして、忘れてはいけないことは、**健康になることが人生のゴールではなく、健康な体で何をするか**——それが、充実した人生を送るために重要になってくると思っています。

80歳、90歳の未来予想図を描く

あなたにとって人生のゴールとは、どんなイメージですか。私はいくつになっても夢をあきらめないことが大切なのではないかと思っています。

老後が長くなったということは、それだけ自由に使える時間が長くなったということ。ひと花でもふた花でも咲かせるのに十分な時間があります。老後という言い方にマイナスイメージがあるなら、第二の人生、あるいはセカンドライフという捉え方をしてもいいでしょう。

あなたは、セカンドライフをどのように生きたいですか？　80歳、90歳になったときの自分をイメージして、「未来予想図」を描いてみませんか？

もし、うまくイメージできないようなら、「最も幸せになったパターン」と「最悪なケース」の両極端を思い浮かべてみてください。

幸せのパターンは人それぞれではないかと思います。

でも、最悪のケースというのは、病気の後遺症などで体の自由がきかなくなり要介護、あるいは寝たきりの状態で長年ベッドに縛りつけられている生活ではないでしょうか。

そんな状態に陥らないためにいま何をすべきか。もうおわかりですね。そうです。筋肉を維持するための「筋活」を行ない、病気知らずの元気な体を手に入れることです。

最後に――筋肉には「人を変える力」がある！

「あら、若返ったんじゃない？」とか、「ちょっとやせた？」「しばらく会わないうちにキレイになったわね」なんて声をかけられると、うれしいものです。

とくに他人から自分が変わったことを指摘されると、普段の努力が認められたような気がして、ちょっと誇らしい気分になりますよね。

筋トレやウォーキングを始めてひと月過ぎたあたりから、徐々に周囲の人からそういう言葉をかけられることが増えていくはず。

というもの、私たちは「他人のいい変化」に敏感だからです。自分では全然気がつかなかったのに、周りの人からいわれて初めて気がつくということもあるかもしれません。

私は、**筋肉には「人を変える力」がある**と思っています。これまで述べてきたように、筋トレやウォーキングなど体を動かす「運動」には、**「人を健康にする力」**

をはじめ、「人を若返らせる力」や「人を美しくする力」があります。

こうした運動のパワーを上手に引き出すことができれば、見違えるように変わっていくことでしょう。実際に、運動を習慣にしたことで、まるで別人になったかのように変わっていった人を私は何人も見ています。

運動によって体が引き締まってくると、それが自信へと変わって、笑顔が輝くのです。

ところで、「運動」は、「運」を「動かす」と書きます。私は、筋肉をさかんに動かして運動していると、その人の運も動いて人生が開いていくのではないかと思っています。

運を動かすなんて単なるこじつけじゃないか、という方もいらっしゃるかもしれません。でも、私はこれまで運動習慣を身につけたことで、人生を好転させた方をたくさん知っています。

少なくとも、普段から運動して体を動かしていれば、病気になりにくくなり、「寝たきり」になるリスクも小さくなります。

みなさんも「**筋肉を動かせば、自分の人生がいい方向へ動き出す**」「**運動すれば、運もよくなる**」と自己暗示をかければ、実際に運がアップするかもしれません。

運動によって体調がよくなると、フットワークが軽くなり、顔の表情が明るくなり、前向きな気持ちになれる。それが運を呼び込むのではないでしょうか。

いくつになっても筋肉は鍛えられるということを、100歳を過ぎたきんさんが証明してくれたことは述べました。

それは、どんなに年を取っても変わることができると、私たちに教えてくれたのです。ですから、70代、80代の高齢になって人生の先が見えたとしても、トレーニングをして筋肉を刺激すれば、必ずその人にはなんらかのいい変化が現れるはずです。

いま、一生懸命がんばって「筋活」をやっていけば、自分の力で人生を変えていけるのです。

（了）

本書は、本文庫のために書き下ろされたものです。

久野譜也（くの・しんや）
1962年生まれ。筑波大学大学院人間総合科学研究科教授。医学博士。スポーツ医学の分野において、中高年の筋力運動、サルコペニア肥満、健康政策などを研究。同大学大学院博士課程医学研究科修了後、東京大学教養学部保健体育科助手、ペンシルヴェニア大学医学部客員研究員などを経て、2011年より現職。高齢化社会を見据え、2002年、健康増進分野では日本初の大学発ベンチャー「㈱つくばウエルネスリサーチ」を起業。全国の自治体および健康保険組合に健康増進事業のコンサルティングと健康増進プログラムを提供している。また、テレビや新聞、雑誌での解説や各地での講演も積極的に行なっている。
著書に『寝たきり老人になりたくないなら大腰筋を鍛えなさい』（飛鳥新社）、『筋トレをする人が10年後、20年後になっても老けない46の理由』（毎日新聞出版）などがある。

知的生きかた文庫

60歳《さい》からの「筋活《きんかつ》」

著　者　久野《くの》譜也《しんや》
発行者　押鐘太陽
発行所　株式会社三笠書房
〒一〇二-〇〇七二　東京都千代田区飯田橋三-三-一
電話〇三-五二二六-五七三四〈営業部〉
　　〇三-五二二六-五七三一〈編集部〉
https://www.mikasashobo.co.jp
印刷　誠宏印刷
製本　若林製本工場

ISBN978-4-8379-8625-6 C0130

知的生きかた文庫

やっかいな人から賢く自分を守る本

石原加受子

もっと楽しくしたいのに、なんでこうなるの⁉ あの人がやること全てにイライラ、争いたくないのに、争ってしまう……。そんな悩みを一気にスッキリ解決！

血流を改善するとたった1分で耳がよくなる！

今野清志

「え？ 何？」「もう一回言って！」のストレスが消える！ 薬を使わない治療法を確立し、3万人以上の治療をしてきた著者の独自のメソッド公開！

ズボラでもラクラク！

超効率勉強法

集中できる、覚えられる

椋木修三

昇進、テスト、資格、英語、受験、教養に！「合格カウンセラー」「記憶の達人」「速読術のプロ」三冠王のスゴ技！ 参考書の選び方や問題集の解き方、勉強計画まで。

ズボラでもラクラク！

薬に頼らず血糖値がぐんぐん下がる！

板倉弘重

4人に1人のリスク、糖尿病を防ぐ！ 勝負は40代から。美味しく飲んで食べる「ズボラ・ライフ」でそんなリスクとも簡単にさよならできます。

ズボラでもラクラク！

飲んでも食べても中性脂肪コレステロールがみるみる下がる！

板倉弘重

我慢も挫折もなし！ うまいものを食べながら！ 最高のお酒を味わいながら！ 好きに飲んで食べたいズボラな人でも劇的に数値改善する方法盛りだくさんの一冊！

C50385